# Pflege Basis pocket

Georg Frie
Studiendirektor,
Lehrer für Gesundheitsfachberufe

3., überarbeitete und erweiterte Auflage

Dr. Felix Büchner · Handwerk und Technik · Hamburg

Zur Überarbeitung der 3. Auflage dieses Buches wurden Texte übernommen und bearbeitet aus:

Sens-Dobritzsch, B. (Hrsg) (2022): Lehrbuch Gesundheits- und Pflegeassistenz. Hamburg: Verlag Handwerk und Technik.

ISBN 978-3-582-74305-3 Best.-Nr: 4570



Verlag Dr. Felix Büchner GmbH & Co. KG – Verlag Handwerk und Technik GmbH, Lademannbogen 135, 22339 Hamburg; Postfach 63 05 00, 22331 Hamburg – 2023
E-Mail: info@handwerk-technik.de – Internet: www.handwerk-technik.de

Satz und Layout: PER MEDIEN & MARKETING GmbH, 38102 Braunschweig
Umschlagmotiv: Grafische Produktion Neumann, Rimpar: Cover/Bild 1–4; U3/Bild 1–5
Krausen, Scott, Mönchengladbach: Cover/Bild 5; U1/Bild 1–5
Druck: mediaprint solutions GmbH, 33100 Paderborn

# Inhaltsverzeichnis

# Vorwort zur 3. Auflage

Dieses handliche Buch richtet sich an all jene, die grundlegende Maßnahmen zur Pflege kranker oder hilfsbedürftiger Menschen jeden Alters erlernen und durchführen möchten. Es soll ihnen dabei helfen, fachlich korrekt und zugleich einfühlsam mit Patienten zu arbeiten.

Die bisherigen Rückmeldungen haben gezeigt, wie groß der Unterstützungsbedarf in Form von kompakten Handlungsanleitungen für Schülerinnen, Schüler und Auszubildende im Bereich der Pflege ist. Deshalb habe ich mich zu einer Weiterentwicklung des Buches entschlossen. Die 3. Auflage von Pflege Basis pocket wurde um zahlreiche Pflegemaßnahmen ergänzt. Bereits bestehende Inhalte wurden erweitert und aktualisiert. Außerdem wurden den Schritt-für-Schritt-Anleitungen einleitende Erklärungen vorangestellt, die die Indikationen für Pflegehandlungen beschreiben. Auf diese Weise richtet sich das Buch weiterhin an berufsvorbereitende Bildungsgänge sowie Praktikanten im Gesundheitswesen. Gleichzeitig soll es auch Auszubildenden der Pflegehilfe und Gesundheits- und Pflegeassistenz ein wertvoller Begleiter sein.

Pflege Basis pocket enthält nun 97 leicht verständliche Schritt für Schritt-Anleitungen, die eine korrekte Umsetzung der Maßnahmen in der pflegerischen Praxis ermöglichen. Ein inhaltsreicher Umschlag, ein ausführliches Sachwortverzeichnis und ein detailliertes Glossar ermöglichen den schnellen Zugriff auf die Themen und Begriffe. Pflege Basis pocket ist weiterhin ein informatives und praktisches Nachschlagewerk.

Einleitungen zu jedem Kapitel geben einen Überblick über die Bedeutung der folgenden Maßnahmen für die pflegerische Praxis.

Realistische Gesprächsbeispiele aus dem pflegerischen Alltag in blauen Kästen erleichtern erste Patientenkontakte und sensibilisieren für das wichtige Thema der Patientenkommunikation.

Wichtige Regeln und Sachverhalte sind in roten Kästen hervorgehoben.

In diesem Buch ist oft vom „Patienten" die Rede. Bei der Nennung nur eines Geschlechts sind immer auch alle anderen Geschlechter gemeint. Je nach Tätigkeitsfeld in der Pflege sind außerdem Bezeichnungen wie „Bewohner", „Klient", „Kunde" u.a. üblich. Ich bitte um Verständnis, dass ich mich zugunsten einer besseren Lesbarkeit auf die Bezeichnung „Patient" beschränkt habe.

Bei der Arbeit an der 3. Auflage dieses Buches hat **Dr. Henrike Sappok-Laue** mich erneut mit wertvollen Hinweisen unterstützt. Ihr gilt mein herzlicher Dank!

Wenn auch Sie Hinweise zur Weiterentwicklung von Pflege Basis pocket geben möchten, schreiben Sie an den Verlag Handwerk und Technik (info@handwerk-technik.de). Ich danke Ihnen für Ihre Anregungen.

Hamburg, im Juli 2023

Georg Frie

# Hinweise zur Pflege

Beachten Sie bei der Durchführung von Pflegehandlungen grundsätzlich die folgenden Hinweise. Um die Anleitungen übersichtlich zu halten, werden sie nicht bei jeder beschriebenen Tätigkeit aufgeführt.

- Bevor Sie eine Pflegehandlung am Patienten durchführen, **informieren Sie sich** über seinen aktuellen Zustand (Tagesform, Vitalzeichen, Schmerzen, Medikation, anstehende Untersuchungen oder Aktivitäten usw.).
- **Informieren Sie den Patienten** über die geplante Tätigkeit und erfragen Sie sein Einverständnis. Geben Sie ihm die Möglichkeit für Rückfragen.
- **Legen Sie alle benötigten Materialien bereit**, sodass Sie die Pflegehandlung möglichst nicht unterbrechen müssen.
- **Aktivieren Sie den Patienten**, indem Sie ihn wenn möglich in die Pflegehandlung einbeziehen.
- Achten Sie im Interesse Ihrer eigenen Gesundheit auf eine **rückengerechte Arbeitsweise**.
- Beachten Sie stets die **Regeln der Hygiene und Händehygiene**.
- Wahren Sie bei der Vorbereitung und Durchführung der Pflegehandlung die **Intimsphäre des Patienten**.
- Beachten Sie bei der Nutzung von Geräten und Materialien die **Gebrauchsanleitung**.
- Denken Sie an die **Nachbereitung der Pflegehandlung**, z. B. aufräumen, einsortieren, Abfall fachgerecht beseitigen. Reinigen bzw. desinfizieren Sie benutzte Geräte, Material und Flächen nach deren Benutzung.
- Vergewissern Sie sich, dass es dem Patienten nach der Pflegehandlung gut geht. **Erfragen Sie sein Befinden** und gehen Sie auf seine Wünsche ein (Betthöhe, Lagerung, Lüften, Getränk, Bettautomatik und Klingel in Reichweite).
- Sorgen Sie dafür, dass die von Ihnen durchgeführten **Tätigkeiten** (durch Sie oder andere) **dokumentiert werden**.

# 1 Mit Patienten kommunizieren

## 1.1 Grundlagen der Kommunikation im Gespräch beachten

Das Wort „kommunizieren" stammt aus der lateinischen Sprache und bedeutet „mitteilen". Gemeint ist der Austausch von Informationen zwischen zwei oder mehreren Menschen. Dieser kann stattfinden, wenn z.B. Pflegefachperson und Patient sich miteinander unterhalten, eine Teambesprechung stattfindet, ein Brief oder eine Kurznachricht versendet wird, eine Fachzeitschrift gelesen wird oder ein Lächeln mehr als viele Worte sagt.
Bei der täglichen Arbeit in der Pflege treten Menschen in besonderer Weise miteinander in Beziehung. Patienten tauschen oft sehr persönliche Informationen mit den Pflegenden aus. Hierzu braucht es ein hohes Maß an gegenseitigem Vertrauen. Nur so können Beziehungen aufgebaut und pflegerische Tätigkeiten durchgeführt werden. Je schwieriger eine konkrete Pflegesituation, desto wichtiger ist es, Regeln und Strategien der Gesprächsführung zu kennen und zu beachten. Diese können jedoch nicht ohne weiteres in jeder Situation und bei jedem Patienten „nach Schema F" angewandt werden. Zu verschieden sind die Wünsche und Bedürfnisse der Beteiligten. Die in diesem Kapitel enthaltenen Hinweise müssen stets auf die jeweilige Situation und die zu Pflegenden angepasst werden.

**Kommunikationswege**

Im Rahmen der Pflege werden regelmäßig Informationen weitergegeben oder ausgetauscht. Die Kommunikation kann hierbei auf unterschiedliche Weise stattfinden, z.B. wenn

- Pflegende und Patient sich miteinander unterhalten,
- eine Teambesprechung stattfindet,
- ein Telefongespräch geführt wird,
- eine E-Mail oder ein Brief verschickt wird,
- eine Ratgeber-Sendung im TV geschaut oder eine Fachzeitschrift gelesen wird,
- Patienten durch Pflegefachpersonen beraten werden,
- ein Kind getröstet oder ein Säugling beruhigt wird,
- schwerkranke Menschen ermutigt werden,
- ein Lächeln mehr sagt als viele Worte.

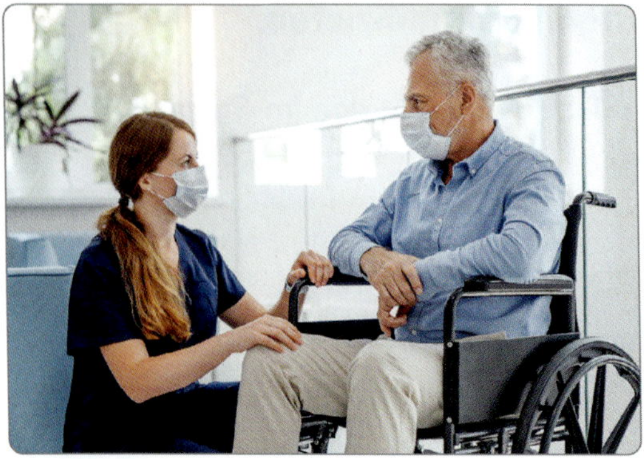

**Abb. 1.1:** Die nonverbale Kommunikation ist erschwert, wenn aus Gründen des Infektionsschutzes das Tragen eines Mund-Nasen-Schutzes nötig ist.

„Pflegen, ohne zu sprechen, ist kaum möglich. Reden ist also bereits Pflegen, und Sprache ist wie Medizin. Jedes Wort des Pflegenden wirkt. Einmal ausgesprochen, holt er es nie wieder zurück. Mit Worten und Gesten kann ich in nur einer Sekunde einen anderen Menschen trösten, aufrichten, ermutigen oder zum Lachen bringen. Natürlich kann ich auch genau das Gegenteil bewirken."

Sandra Mantz, Gesprächstherapeutin und Sprachkompetenztrainerin

Kommunikation kann auf verschiedenen Wegen stattfinden. Verbale Kommunikation (= Kommunikation mit Worten) kann mündlich und schriftlich erfolgen. Als paraverbale Kommunikation bezeichnet man die individuellen Sprech- und Stimmeigenschaften der sprechenden Person, z. B. Lautstärke, Tonfall oder Dialekt. Der dritte Kommunikationsweg ist die nonverbale Kommunikation (= Kommunikation ohne Worte). Mimik, Gestik und Körperhaltung zählen hierzu.

| **Wege der Kommunikation** | | |
|---|---|---|
| **Verbale Kommunikation** | **Paraverbale Kommunikation** | **Nonverbale Kommunikation** |
| gesprochen oder geschrieben | Sprache und Stimme, Art des Ausdrucks | ohne Worte |
| Gespräch, E-Mail, Textnachricht, Brief, Buch, Zeitung etc. | Lautstärke, Tonfall, Dialekt, Betonung, Sprechgeschwindigkeit etc. | Mimik, Gestik, offene oder geschlossene Körperhaltung, Verhalten in der Situation, Kleidung, Statussymbole, Distanz und Nähe etc. |

### Aktiv zuhören

Wirkliches Zuhören bedeutet, seine eigenen Anliegen gedanklich zurückzustellen. Der Gesprächspartner soll im Mittelpunkt stehen. Wer das nicht kann, verpasst die wichtigsten Informationen, die z.B. Patienten übermitteln möchten. Diese wollen oft mehrere Informationen geben, z.B. ihre derzeitigen Beschwerden beschreiben, eigene Vorschläge zur weiteren Behandlung machen, Zeitpunkte von Visiten und Entlassungen erfragen usw. Wer jetzt nicht zuhört, lässt frustrierte Patienten zurück. Aber Zuhören ist nicht so einfach, wie es sich anhört: Es braucht Übung und es strengt an, sich nur auf das zu konzentrieren, was ein anderer sagt. „Ah ja, ich weiß schon, was Sie meinen ...", hört man oft Menschen sagen, die denken, sie wüssten schon nach dem ersten Satz, was der andere sagen möchte. Häufig geht so ein Teil der Informationen verloren. Denn die wichtigste Botschaft kommt meistens erst zum Schluss einer Aussage.

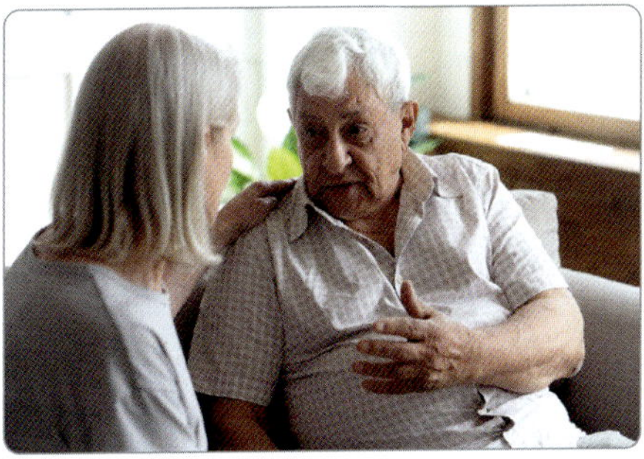

**Abb. 1.2:** Wer Blickkontakt zum Gesprächspartner hält, signalisiert ihm dadurch seine ungeteilte Aufmerksamkeit.

Um das Gesagte richtig zu verstehen, eignet sich die 3-Stufen-Methode des aktiven Zuhörens:

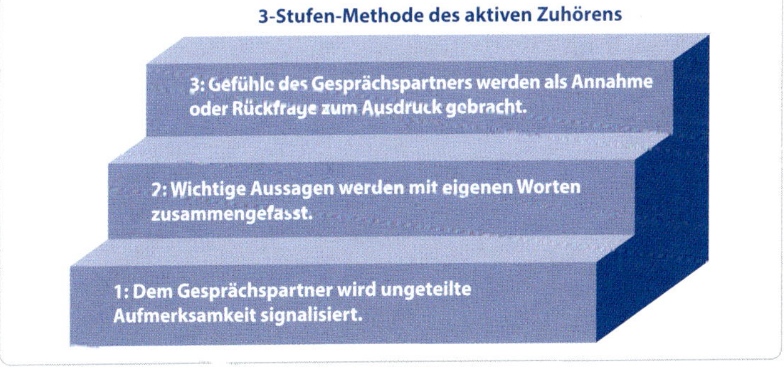

**Stufe 1**: Signalisieren Sie dem Gesprächspartner, dass Sie jetzt ganz für ihn da sind. Halten Sie beim Zuhören Augenkontakt mit dem Sprechenden. Machen Sie sich noch keine Gedanken darüber, was Sie sagen könnten, wenn Sie „dran“ sind. Dies lenkt Sie vom Zuhören ab. Auf Nebentätigkeiten sollte verzichtet werden. Störfaktoren, wie offene Türen oder ein Radio besser vermeiden.

**Stufe 2**: Geben Sie Ihrem Gesprächspartner zwischendurch Rückmeldung über das, was Sie verstanden haben. So entstehen keine Missverständnisse. Lassen Sie den anderen immer ausreden. Unterbrechen Sie ihn nur für Rückfragen. Halten Sie sich zurück mit vorschnellen Bewertungen seiner Gedanken und Vorschläge.

> „Habe ich Sie richtig verstanden, dass ...“; „Sie meinen also, wir sollten ...“

**Stufe 3**: Achten Sie auf Gefühlsäußerungen hinter den gesprochenen Worten. Lassen Sie sich durch Vorwürfe nicht provozieren. Vermeiden Sie sofortigen Streit. Bringen Sie wahrgenommene Gefühle des Gegenübers zum Ausdruck.

> „Ich erlebe Sie gerade sehr traurig ...“; „Ich habe den Eindruck, dass Sie wütend auf mich sind ...“

Wichtig: Hören Sie weiter zu, bis Ihr Gesprächspartner signalisiert, dass er „fertig“ ist. Nehmen Sie sich vor, nicht das letzte Wort haben zu wollen. Auch wenn dies manchmal schwerfällt.

### Ich-Botschaften verwenden

Für den Verlauf eines Gespräches ist es manchmal nicht so entscheidend, was gesagt wird, sondern vielmehr wie etwas gesagt wird. Dies gilt besonders dann, wenn Kritik am Gesprächspartner bzw. seinem Verhalten geübt werden soll. Die Ich-Botschaft ist hierzu besonders geeignet. Sie besteht idealerweise aus drei Aspekten:

- Beschreibung des wahrgenommenen Sachverhalts/Verhaltens ohne Wertung.
- Ehrliche Aussage zu persönlichen Empfindungen bzw. Gefühlen.
- Beschreibung der Auswirkungen des (evtl. störenden) Sachverhalts/Verhaltens.

Der Pflegefachmann Fabian wartet seit mehr als einer viertel Stunde auf seine Kollegin Leonie, die den Spätdienst übernimmt und heute zum wiederholten Mal zu spät kommt.

- Als Ich-Botschaft:
  „Leonie, ich warte seit einer viertel Stunde auf dich. Das ärgert mich. Weil ich dann zu spät nach Hause zu meinen Kindern komme, die auf mich warten."
- Als Du-Botschaft:
  „Na endlich. Du bist schon wieder zu spät! Auf dich kann man sich echt nicht verlassen!"

Durch die Ich-Botschaft wird Leonie nicht abgewertet. Sie kann die Gefühle und Empfindungen von Fabian erkennen und bekommt Klarheit über die Folgen ihres Handelns. Sie erfährt, wie ihr Verhalten auf Fabian wirkt und kann es zukünftig verändern.

Du-Botschaften – „Du bist schon wieder zu spät!" – setzen den Gesprächspartner herab und werden oft als Angriff empfunden. Sie verursachen Schuldgefühle oder werden als Bestrafung aufgefasst.

Wir-Botschaften – „Wir hatten uns mal darauf geeinigt, pünktlich zu kommen." – sind meist verdeckte Du-Botschaften und haben „von oben herab" einen belehrenden Charakter.

Man-Botschaften – „Man sollte mal wieder über die Dienstzeiten sprechen." – wirken unkonkret und verallgemeinernd. Sie lassen nicht klar erkennen, von wem bzw. wovon die Rede ist.

**Konfliktgespräche führen**

Überall dort wo Menschen miteinander arbeiten, können auch Konflikte entstehen. Manche entstehen durch Missverständnisse, die sich schnell aufklären lassen. Andere Konflikte und deren Lösungen sind notwendig, um weiterhin gemeinsam miteinander arbeiten zu können. Auch in den Arbeitsbereichen von Gesundheit und Pflege treten Konflikte auf. Hier wirkt besonders die hohe Fluktuation beim Personal konfliktfördernd.

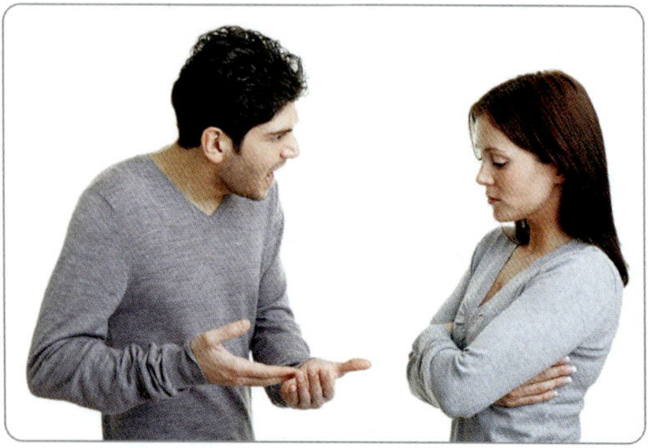

**Abb. 1.3:** Im Berufsalltag entstehen häufig Sach- und Beziehungskonflikte mit großer emotionaler Beteiligung.

Es gibt keine ideale Regel zur Lösung aller Konflikte. Allerdings lassen sich immer wieder bestimmte Lösungsmuster erkennen, die Menschen zur Bearbeitung oder Lösung von Konflikten im Team anwenden.

| **Lösungsmuster bei Konflikten** | | | | | |
|---|---|---|---|---|---|
| **Konfliktvermeidung, Flucht** | **Unterdrückung, Vernichtung** | **Unterwerfung, Unterordnung** | **Delegation der Entscheidung an Dritte** | **Kompromiss** | **Konsens** |
| Konflikt wird geleugnet, verdrängt oder aufgeschoben. | Teammitglieder werden unter Druck gesetzt, ausgegrenzt, gemobbt oder gekündigt. | Die Konfliktpartei mit weniger Macht bzw. Ressourcen erhält gewisse Vorteile durch (teilweises) Nachgeben bzw. Unterordnen. | Teammitglieder rufen nach autoritärer Entscheidung durch Dritte, z. B. Vorgesetzte, Mediatoren oder Richter. | Entgegenkommen beider Seiten, (Teil-) Einigung in bestimmten Bereichen. | Gemeinsame Lösung in allen Konfliktpunkten. Vollständige Konfliktbewältigung. |

In einem Konfliktgespräch soll der Streit nach Möglichkeit in einen Kompromiss oder Konsens überführt werden. Ziel ist die gemeinsame Lösung, ohne jemandem eine Niederlage zuzufügen. Dazu müssen alle Beteiligten zu einem Gespräch bereit sein. Dessen Rahmenbedingungen sollten zuvor gemeinsam geklärt werden.

**Vorbereitung:**

- Zeitpunkt und Ort/Raum des Gesprächs,
- Anzahl und Auswahl der Teilnehmer,
- Moderator ja/nein,
- falls ja: auf einen Moderator einigen.

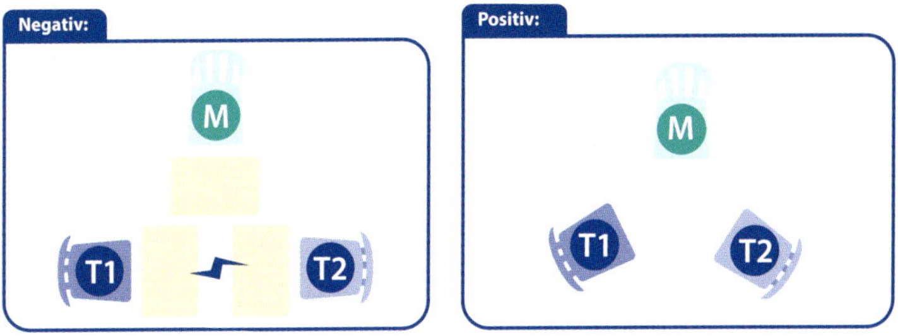


**Abb. 1.4:** Die Sitzordnung kann ein Konfliktgespräch positiv beeinflussen, indem sie die Konfrontation nicht nachbildet.

**Durchführung:**

1. **Den Konflikt benennen**
   Konflikt offen aussprechen, nicht nur andeuten oder umschreiben. Ich-Botschaften senden, Du-Botschaften vermeiden (siehe Seite 13).
2. **Wünsche und Bedürfnisse formulieren und akzeptieren**
   Beide Seiten formulieren ihre Absichten, Wünsche und Bedürfnisse. Sie sind in der Lage, die Wünsche der anderen Seite zu erkennen und zu akzeptieren.
3. **Lösungsvorschläge sammeln**
   Verschiedene Lösungsvorschläge sammeln, evtl. visualisieren.
4. **Einigung auf einen Kompromiss oder Konsens**
   Eine für beide Seiten akzeptable Lösung finden. Keine „faulen Kompromisse" eingehen, die den Konflikt nur scheinbar oder vorläufig lösen.
5. **„Probezeit" vereinbaren**
   Die Situation nach einem festgelegten Zeitraum gemeinsam überprüfen und bewerten. Lösungsweg bei Bedarf anpassen.

## 1.2 Wahrnehmen und beobachten

Um andere Menschen betreuen und pflegen zu können, ist es wichtig, sie und ihre Umgebung aufmerksam wahrzunehmen und gezielt zu beobachten. Auf diese Weise werden wichtige Informationen gewonnen, die die Grundlage der Pflege bilden.

Bei der **Wahrnehmung** werden aus Umwelt- oder Körperreizen mithilfe der Sinnesorgane Informationen gewonnen. Sie ist ein unbeabsichtigter Prozess. Dieser wird durch geistige oder seelische Prozesse beeinflusst.

Im Alltag werden viele Informationen unbewusst oder zufällig wahrgenommen:
Die Auszubildende Lorena hat ein Telefongespräch angenommen und sucht beim Gang über die Station den Kollegen, der am Telefon verlangt wird. Hierbei rückt sie dem Patienten Herrn Berger mit einer Hand den Stuhl zurecht, als sie bemerkt, dass dieser Mühe hat, sich zu setzen. Anschließend öffnet sie im Vorbeigehen ein Fenster, da sie noch den Geruch des Mittagessens wahrnimmt. Als Lorena von der Patientin Frau Taler angesprochen wird, wehrt sie das Gespräch ab, indem sie auf das Telefon an ihrem Ohr zeigt. Im Augenwinkel sieht sie, wie Dr. Sibert sein Arztzimmer betritt.

**Die Wahrnehmung verläuft in vier Schritten:**
1. Die Information/der Reiz wird von einem Sinnesorgan wahrgenommen, z. B. sieht Lorena Herrn Berger in der Nähe des Stuhls.
2. Die Information/der Reiz wird an das Gehirn weitergeleitet.
3. Der Reiz wird interpretiert, z. B. Herr Berger benötigt Hilfe.
4. Reaktion auf die Interpretation, z. B. Lorena rückt den Stuhl für Herrn Berger zurecht.

Erlerntes Wissen, (Berufs-)Erfahrungen und persönliche Empfindungen haben dabei Einfluss auf die Wahrnehmung. Auch aktuelle Einflüsse wie Zeitdruck, Überforderung oder die Arbeitsatmosphäre sind wichtige Faktoren. Interpretationen und die sich daraus ergebenden Handlungen sind somit subjektiv geprägt. Verschiedene Mechanismen können darüber hinaus die **Wahrnehmung beeinflussen**:

**Stereotype:** Personen oder Personengruppen werden bestimmte (Charakter-) Eigenschaften nachgesagt, sog. „Schubladendenken“: Ältere Menschen können nicht mit Handys umgehen; Rheinländer sind immer gut gelaunt; Senioren finden junge Menschen mit Tätowierungen unsympathisch.

**Umgebungsreize:** Personen werden danach beurteilt, mit welchen Dingen oder Gegenständen sie sich umgeben z. B. nach ihrer Kleidung, ihrer Automarke usw.

**Der erste Eindruck**: Ob eine bislang fremde Person z. B. als höflich, intelligent, ungepflegt oder sympathisch eingestuft wird, ist wesentlich davon abhängig, welchen Eindruck man dabei in den ersten Minuten der Begegnung von ihr hat. Die Wahrnehmung bezieht sich dabei meist auf Aspekte wie Aussehen, Stimme, Sprache, Körperbau, Kleidung und Benehmen. Der Inhalt eines Gesprächs ist für den ersten Eindruck weniger entscheidend.

**Milde-/Strenge-Effekt**: Personen, die man sympathisch findet, beurteilt man milder als solche, die einem unsympathisch sind.

**Interpretationsvarianten**: Aus derselben Wahrnehmung können unterschiedliche Schlüsse gezogen werden.

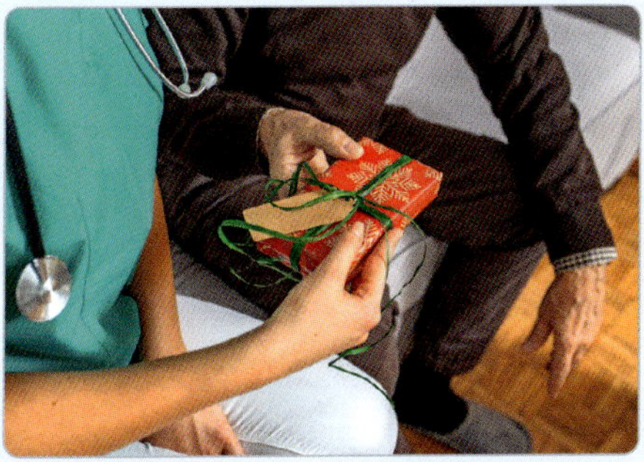

**Abb. 1.5:** Warum verschenkt Herr Berger Pralinen?

- Er isst selbst gern Pralinen und macht anderen Menschen deshalb eine Freude.
- Er mag mich.
- Er möchte sich bei mir beliebt machen und sich dadurch Vorteile bei der Pflege verschaffen.

**Aussagen von Dritten**: Sie können die Wahrnehmung einer Person oder einer bevorstehenden Situation positiv oder negativ beeinflussen.

Da die Wahrnehmung und die daraus resultierenden Reaktionen beeinflussbar sind, sollte man nicht vorschnell urteilen. Es kann hilfreich sein, die eigene Wahrnehmung mit der Wahrnehmung anderer Pflegefachpersonen abzugleichen. Danach kann die eigene Wahrnehmung objektiv weitergegeben oder dokumentiert werden.

„Frau Taler reagiert ablehnend auf die Körperpflege von männlichen Pflegekräften. Sie beschimpft dann das Personal oder verweigert die Körperpflege."

Eine **Beobachtung** ist die geplante, zielgerichtete Wahrnehmung und Bewertung von Personen oder Ereignissen. Beobachtungen werden meist anhand bestimmter Beobachtungskriterien vorgenommen.

Wahrnehmungen sind stets die Grundlage für anschließende Beobachtungen. Im Pflegealltag spielen zunächst **allgemeine Beobachtungen** eine wichtige Rolle, wie

- Alter, Geschlecht, Körperbau,
- Mimik, Gestik, Körperhaltung, Stimmungslage,
- Bekleidung und Hygiene,
- geistige Fähigkeiten, Kontakt- und Kommunikationsfähigkeit,
- Haut- und Ernährungszustand.

Um systematisch zu beobachten, muss die Pflegefachperson genau wissen, was sie beobachten soll. Checklisten und Dokumentationssysteme sind hierbei eine Orientierungshilfe. Der **zielgerichtete Beobachtungsprozess** verläuft in fünf Schritten:

**1. Ein Beobachtungsziel auswählen.**

Leonie hat die Aufgabe, am heutigen Tag die Trinkmenge von Herrn Berger zu beobachten und zu erfassen.

**2. Informationen durch Beobachtung sammeln.**

Leonie notiert Art und Menge der Getränke (und flüssigkeitshaltigen Nahrungsmittel), die Herr Berger im Laufe des Tages zu sich nimmt. Sie beobachtet dabei, dass Herr Berger nur ungern Wasser mit Kohlensäure trinkt.

**3. Informationen auswerten.**

Leonie addiert die Flüssigkeitsmengen und erhält eine Flüssigkeitszufuhr von 1300 ml.

**4. Informationen beurteilen.**

Leonie vergleicht den Wert mit der Flüssigkeitsmenge, die Herr Berger täglich durchschnittlich zu sich nehmen sollte: ca. 2500 ml. Herr Berger hat also zu wenig Flüssigkeit zu sich genommen.

**5. Beurteilung überprüfen.**

Um festzustellen, ob Herr Berger tatsächlich regelmäßig zu wenig trinkt, schlägt Leonie vor, die Trinkmenge in einigen Tagen erneut zu überprüfen und Herrn Berger zukünftig nur noch stilles Wasser anzubieten.

## 1.3 In der Einrichtung/auf der Station begrüßen

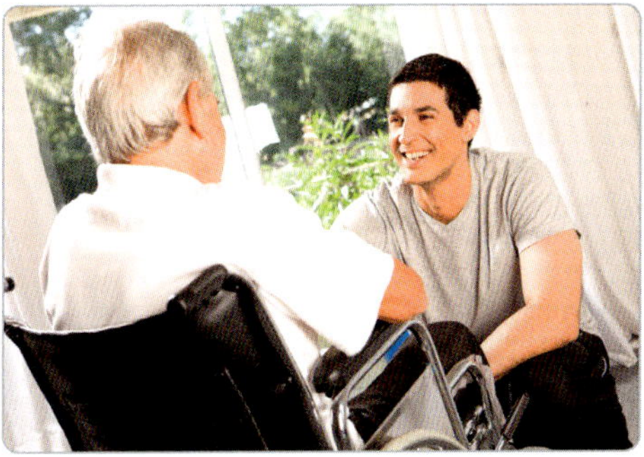

**Abb. 1.6:** Für das Anamnesegespräch und weitere Situationen zur Informationssammlung wählt die Pflegefachperson einen geschützten Raum. Körperliche und geistige Probleme im Beisein anderer Menschen, z. B. im Speisesaal, zu besprechen, ist nicht angemessen.

- Stellen Sie sich dem Patienten mit der in Ihrer Einrichtung üblichen Anredeform vor.
- Geben Sie anschließend dem Patienten und ggf. der Begleitperson die Möglichkeit, sich vorzustellen.
- Signalisieren Sie dem Patienten, dass Sie ihn bereits erwartet haben und sich freuen, ihn kennenzulernen.
- Erklären Sie ihm, was anschließend passieren wird.
- Bringen Sie ihn auf sein Zimmer. Auf dem Weg dorthin können Sie bereits die Station/den Wohnbereich vorstellen (Aufenthaltsraum, Getränkewagen, Toilette usw.).
- Erledigen Sie anschließend gemeinsam mit dem Patienten die Aufnahmeformalitäten.

„Guten Tag Herr Berger. Ich bin Lukas Osterberg, Auszubildender hier auf der Station Fünf. Ich habe Sie schon erwartet und bringe Sie gleich auf Ihr Zimmer. Möchten Sie etwas trinken?"

In unserer Kultur ist die Begrüßung mit Händeschütteln beim ersten Kontakt üblich. In medizinischen Einrichtungen ist dies jedoch aus hygienischer Sicht wegen der möglichen Übertragung von Krankheitserregern bedenklich. Informieren Sie sich über die übliche Vorgehensweise in Ihrer Einrichtung.

## 1.4 Im Zimmer orientieren

Stellen Sie dem Patienten seine Mitbewohner bzw. -patienten vor. Geben Sie ihm anschließend Informationen zu:

- Bett, Nachttisch, Klingel
- Kleiderschrank
- TV, Telefon, Internet
- Bad und WC
- Tagesablauf (Visitenzeiten, Untersuchungstermine, medizinische und pflegerische Versorgung, sonstige Aktivitäten)
- Mahlzeiten (Zeitpunkt, Auswahl)

## 1.5 Mit Schwerhörigen kommunizieren

- Ruhigen Ort auswählen.
- Funktion bzw. Einstellung des Hörgerätes überprüfen.
- Von vorn ansprechen (ohne Kaugummi, ohne Mundschutz).
- Zuerst über geplantes Gesprächsthema informieren.
- In normaler Lautstärke, jedoch langsamer, tiefer und deutlicher als gewohnt sprechen.
- In kurzen und einfachen Sätzen sprechen.

In besonders schwierigen Situationen kann die Verständigung auch mittels Papier und Stift erfolgen.

- Mimik und Gestik einsetzen.
- Betroffene ins Gespräch einbeziehen.
- Nicht zu mehreren durcheinander reden.
- Vergewissern, dass man richtig verstanden wurde.

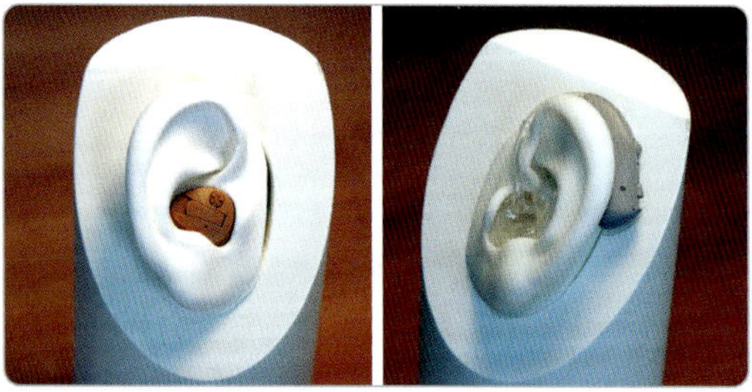

**Abb. 1.7:** Im-Ohr-Hörsystem und Hinter-dem-Ohr-Hörsystem

**Der Umgang mit Hörgeräten:**

- Hörgerät erst einsetzen, dann einschalten. So wird ein unangenehmes Pfeifen verhindert.
- Die meisten Menschen nehmen ihr Hörgerät nachts ab. Hörgerät währenddessen abschalten.
- Wird das Gerät für längere Zeit nicht genutzt: Batterien entnehmen.
- Zum Baden, Duschen, Haare waschen und Föhnen Hörgerät abnehmen. Vor Haarspray schützen.
- Hörgeräte regelmäßig entfeuchten und reinigen. Dabei unbedingt die Herstellerangaben beachten.

## 1.6 Mit Menschen mit Sprachstörungen kommunizieren

- Sich Zeit nehmen und Ruhe vermitteln.
- Für eine ruhige, ablenkungsfreie Atmosphäre ohne Hintergrundgeräusche sorgen.
- Beim Sprechen keine anderen Handlungen ausführen.
- Blickkontakt halten.
- Langsam und deutlich sprechen. Einfache, kurze Sätze formulieren.
- Zum Reden anregen (Themen wie Familie, Hobbys, Beruf ansprechen). Wenn erforderlich Ja-/Nein-Fragen bevorzugen.
- Oder-Fragen durch das Aufzählen von Möglichkeiten ersetzen und anschließend einzeln abfragen.
- Gestik, Mimik oder bildliche Hilfen einsetzen.
- Verbale und nonverbale Signale des Patienten beachten.
- Patienten nicht unter Druck setzen. Angefangene Sätze nicht für ihn zu Ende sprechen. Bei Nichtverstehen um Wiederholung bitten.
- Sind mehrere Personen beim Gespräch anwesend: mit jedem Beteiligten nacheinander kommunizieren. Wenn der Patient aufgibt: zum Weitersprechen ermutigen. Sprechversuche loben.
- Stift und Zettel bereithalten.
- Keine Kindersprache benutzen.

Für individuelle Hinweise zur Kommunikation mit einem Menschen mit Sprachstörung sprechen Sie mit seinem Logopäden.

## 1.7 Mit Sehbehinderten kommunizieren

- Information über Art und Schwere der Sehbehinderung einholen.
- Betreten des Raumes ankündigen.
- Patienten mit Namen ansprechen.
- Erst ansprechen, dann anfassen.

„Nun bin ich bei Ihnen, Herr Berger. Darf ich Ihren Blutdruck messen?"

- Fragen Sie nach, ob der Betroffene Hilfe wünscht.
- Informieren Sie den Sehbehinderten über Tätigkeiten, die Sie durchführen, und erklären Sie diese.
- Halten Sie Lupen oder Lesegeräte bereit.
- Unbekannte Umgebung: Führen Sie den Betroffenen und beschreiben Sie dabei den Weg. Benennen Sie wichtige Gegenstände und ihre Anordnung im Raum. Auf Stolperfallen und Stufen hinweisen.

„Herr Berger, wir stehen jetzt am Fußende Ihres Bettes. Drei Schritte nach rechts befindet sich die Tür zur Toilette ... Das Waschbecken ist genau gegenüber der Tür."

- Möbel nicht unangekündigt umräumen.
- Beim Hinsetzen die Hand des Betroffenen auf Arm- oder Rückenlehne des Stuhles führen.
- Wenn nötig, unterhaken lassen. Einen Schritt vorausgehen und Stufen oder Hindernisse ankündigen.
- Beim Treppensteigen die Hand des Patienten zum Handlauf führen, Stufen gemeinsam im Gleichschritt gehen.
- Orientierungshilfen (Handläufe, Bodenlinien, Lichtsignale) erklären.
- Beim Essen Art und Anordnung der Speisen auf dem Teller beschreiben.

Wenn eine Einrichtung häufig von blinden Menschen aufgesucht wird, sollten wichtige Informationen in Brailleschrift (Blindenschrift) vorliegen.

## 1.8 Mit Demenzkranken kommunizieren

Eine Demenz beeinträchtigt mit zunehmender Dauer das Gedächtnis, das Denken im Allgemeinen, die Wahrnehmung und die Sprache. Zudem sind Demenzpatienten in unterschiedlichem Ausmaß räumlich, zeitlich, situativ und zur eigenen Person desorientiert. Angehörige, Therapeuten und Pflegefachpersonen reagieren mitunter hilflos auf die sich daraus ergebenden Herausforderungen, insbesondere im Bereich der Kommunikation. Demente Menschen nehmen nonverbale und emotionale Signale besonders sensibel wahr und kommunizieren selbst in hohem Maße auf diesen Wegen. Pflegende sollten sich erkundigen, welche Gewohnheiten, Interessen oder Abneigungen der Pflegebedürftige hat und wie dessen Verhalten, Mimik und Gestik gedeutet werden können. Eine gute Pflege der Beziehung kann sich in allen Stadien der Demenz positiv auswirken. Darüber hinaus sind folgende Hinweise hilfreich:

- Räume mit großer Schrift oder eindeutigen Symbolen kennzeichnen.
- Für helle Beleuchtung sorgen.
- Scharfe oder gefährliche Gegenstände und Materialien wie Kanülen oder Medikamente aus dem Umfeld des dementen Patienten entfernen.
- Blickkontakt halten und stets von vorne ansprechen.
- Patienten mit vollem Namen ansprechen.
- Langsam und deutlich, jedoch nicht lauter als gewöhnlich sprechen.
- Einfache, kurze Sätze mit jeweils nur einer Aussage formulieren.

„Frau Taler, ziehen Sie bitte Ihre Schuhe aus." Später: „Jetzt dürfen Sie sich auf das Bett legen, Frau Taler."

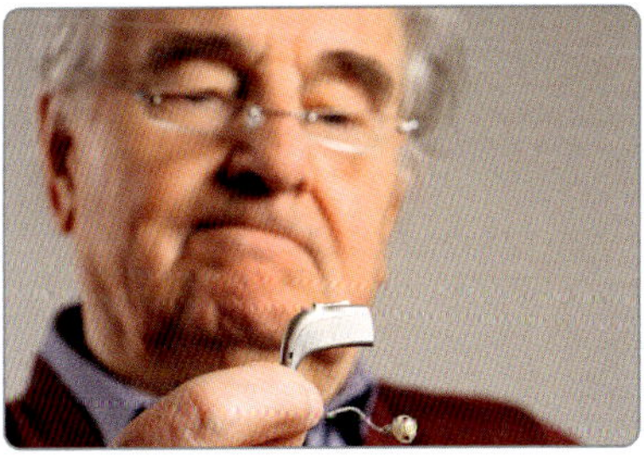

**Abb. 1.8:**
Wenn Menschen Gegenstände und ihre Bedeutung nicht mehr erkennen, hilft die Pflegefachperson, sie richtig einzusetzen.

- Eventuell den Arm beim Gespräch berühren, um Sicherheit zu vermitteln.
- Mimik und Gestik einsetzen. Vormachen und Zeigen erleichtern das Verstehen.

- Äußerungen bei Bedarf auf gleiche Weise wiederholen, nicht variieren.
- In angespannten Situationen evtl. in den Flüsterton wechseln, um Vertraulichkeit herzustellen.

Demenziell Erkrankte befinden sich in ihrer eigenen Wirklichkeit. Pflegende sollten zu dieser Wirklichkeit eine Brücke bauen. Hilfreich hierfür ist die **Validation** als Kommunikationstechnik, um die Realität des anderen wertzuschätzen, ernst zu nehmen und für gültig zu erklären, auch dann, wenn diese nicht korrekt ist. Die Pflegefachperson konzentriert sich auf die Bedürfnisse und Gefühle des Patienten und bewertet seine Aussagen nicht.
Demenzkranker: „Heute Abend besucht mich meine Frau." Obwohl die Pflegefachperson weiß, dass die Frau des Betroffenen bereits verstorben ist, nimmt sie seine Aussage ernst und antwortet nicht etwa „Das kann nicht sein, Ihre Frau ist doch schon gestorben", sondern z. B. „Wann kommt Ihre Frau denn heute Abend?"

- „Ich-" statt „man"-Aussagen verwenden.
- Auf Pronomen verzichten.

„Frau Taler, Ihr Sohn hat angerufen. Ihr Sohn (nicht: Er) kommt am Abend vorbei."

- Betroffene ermutigen, mit Ja oder Nein zu antworten.
- Vorwürfe vermeiden, keine Warum-Fragen stellen und keine Diskussionen führen.
- Eventuell im Dialekt des Betroffenen sprechen.
- Individuelle Reizwörter wie Geld, Krieg, Krankenhaus oder Nein vermeiden.
- Auf Verständnisfragen, Ironie und Kindersprache verzichten.

Manchmal wollen Demenzkranke ihre Spannungen abreagieren. Hindern Sie sie nicht daran, zu laufen oder sich zu bewegen. Das würde die Erregung nur steigern.

## 1.9 Mit älteren Menschen kommunizieren

Für die Kommunikation mit älteren Menschen gelten dieselben Grundsätze wie für die alltägliche Kommunikation. Durch Krankheiten oder nachlassendes Hören oder Sehen kann die Kommunikation mit alten Menschen allerdings beeinträchtigt sein. Oft verändern sich auch ihre sozialen Kontakte und ihr Kommunikationsverhalten. Beachten Sie deshalb die folgenden Regeln:

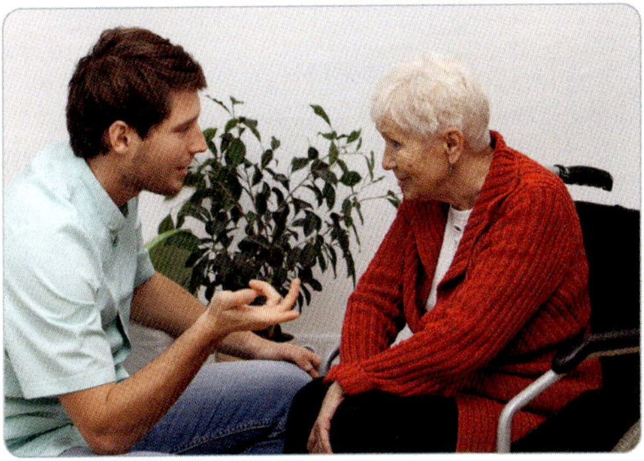

**Abb. 1.9:** Kommunikation auf Augenhöhe

- Vor dem Ansprechen Blickkontakt aufnehmen.
- Ruhige Umgebung für das Gespräch suchen bzw. laute Geräusche vermeiden.
- Auf einen angemessenen Abstand zum Gesprächspartner achten.
- In kurzen Sätzen sprechen.
- In der Ich-Form sprechen.
- Deutlich und in angemessener, nicht zu hoher Lautstärke sprechen.
- Nachfragen, wenn etwas unklar ist oder Sie es nicht verstanden haben. Wiederholen Sie, wenn Sie glauben, dass Ihr Gegenüber Sie nicht verstanden hat.
- Jugendsprachliche Ausdrücke und Redewendungen vermeiden.
- Gesprächspartner ermutigen, seine Gedanken und Gefühle in Worte zu fassen.

Vielen Älteren ist es sehr wichtig, von früher erzählen zu können. Man braucht manchmal viel Geduld und Einfühlungsvermögen, um ihnen dabei interessiert zuzuhören.

- Haben Sie Geduld, auch wenn es länger dauert, bis Ihr Gesprächspartner seine Gedanken in Worte gefasst hat.
- Das Klagen alter Menschen nicht beschönigen oder verharmlosen („Ist doch nicht so schlimm.“, „Da müssen wir alle mal durch.“).
- Auch in traurigen Situationen Pausen im Gespräch aushalten und Floskeln vermeiden („Alles wird gut.“, „Ja, so ist das Leben.“).
- Respekt vor dem Leben und den Leistungen des alten Menschen zeigen bzw. äußern.
- Dem Gesprächspartner klar das Ende des Gesprächs signalisieren.

„Schön, dass Sie mir mal von Ihren Hobbys erzählt haben, Frau Taler. Das war sehr interessant für mich! Und nun muss ich meiner Kollegin beim Essen austeilen helfen. Ich wünsche Ihnen noch einen schönen Nachmittag, Frau Taler. Bis heute Abend.“

## 1.10 Patienten mit Schmerzen beobachten und einschätzen

Schmerzen wirken sich auf die Lebensqualität und das Ausmaß sozialer Aktivitäten eines Patienten aus. Dies gilt besonders dann, wenn die Schmerzen chronisch sind. Darüber hinaus beeinflussen Empfindungen wie Einsamkeit oder Angst die Schmerzwahrnehmung.

Zur Einschätzung der aktuellen Schmerzsituation (**Schmerzassessment**) bietet es sich an, Informationen zu folgenden Aspekten beim Patienten oder ggf. Angehörigen, Begleitpersonen, Eltern einzuholen:

- Lokalisation des Schmerzes

„Wo genau tut es Ihnen weh, Frau Taler?“

- Schmerzintensität

„Sehen Sie sich bitte diese Skala an. Wie schätzen Sie da Ihren Schmerz ein? 0 bedeutet, Sie haben gar keinen Schmerz, 10 bedeutet, Sie haben stärkste Schmerzen.“

- Zeitliches Auftreten

„Wann tritt der Schmerz bei Ihnen normalerweise auf? Und wann trat er zum ersten Mal auf?“

- Qualität des Schmerzes

„Beschreiben Sie bitte Ihre Schmerzen, Frau Taler. Sind sie eher krampfartig oder stechend? Brennend oder ziehend? Bohrend oder klopfend?"

- Auswirkungen auf den Alltag

„Beschreiben Sie bitte, wie sich der Schmerz in Ihrem Alltag auswirkt. Gibt es Dinge, die Sie dann nicht mehr tun können?"

- Lindernde oder verstärkende Faktoren

„Gibt es etwas, was Ihnen hilft, mit den Schmerzen besser zurecht zu kommen? Und was kann dazu führen, dass sich Ihre Schmerzen verschlimmern?"

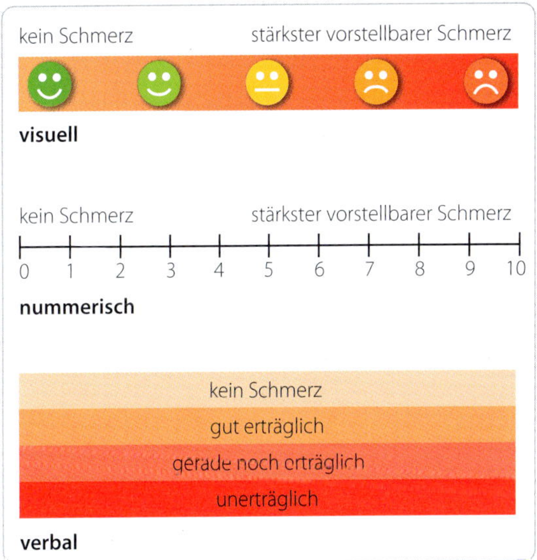


**Abb. 1.10**: Möglichkeiten der visuellen, nummerischen und verbalen Schmerzerfassung

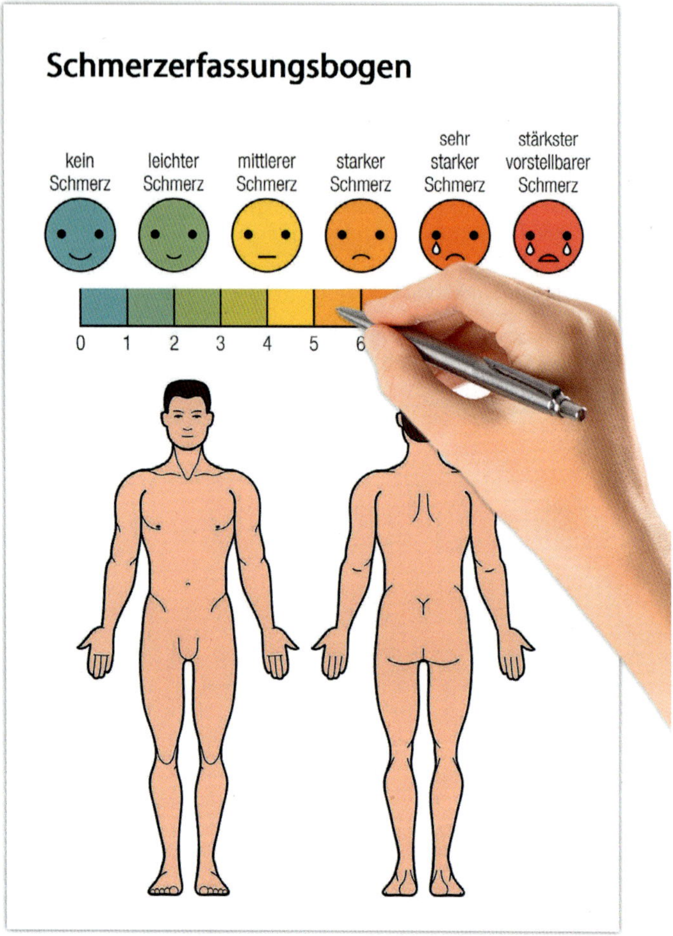


**Abb. 1.11:** Schmerzerfassungsbogen zur Schmerzlokalisation für Patienten mit Sprach- oder Bewegungseinschränkungen.

Um positive und negative Veränderungen der Schmerzsituation und deren Ursachen zu erkennen, ist es sinnvoll, wenn Patienten mit chronischen Schmerzen ein sog. **Schmerztagebuch** führen. Darin dokumentieren sie z.B. die Wirkungen verschiedener Schmerztherapien, die Schmerzstärke zu verschiedenen Tages- und Nachtzeiten sowie schmerzlindernde oder -verstärkende Faktoren.
Manche Patienten sind aufgrund kognitiver Einschränkungen nicht in der Lage, sich zu ihrem Schmerzgeschehen eindeutig zu äußern. Neben der Selbsteinschätzung von Schmerzen durch den Patienten kommt in solchen Fällen der Fremdeinschätzung, z.B. durch die Beobachtung der Pflegenden und Angehörigen, eine wichtige Bedeutung zu.

| **Kriterien zur Schmerzbeobachtung bei Menschen mit kognitiven Einschränkungen**<br>Nach BESD-Skala (Beurteilung von Schmerzen mit Demenz). Deutsche Fassung der PAINADSkala | |
|---|---|
| Atmung (unabhängig von Lautäußerungen) | • gelegentlich angestrengt atmen<br>• kurze Phasen von Hyperventilation (beschleunigte Atmung)<br>• lautstark angestrengt atmen<br>• lange Phasen von Hyperventilation<br>• Cheyne-Strokes-Atmung (periodisches Atmen) |
| Lautäußerungen | • Gelegentlich stöhnen oder ächzen<br>• Sich leise negativ oder missbilligend äußern<br>• Wiederholt beunruhigt rufen<br>• Laut stöhnen oder ächzen<br>• weinen |
| Gesichtsausdruck | • traurig<br>• ängstlich<br>• sorgenvoller Blick<br>• grimassierend |
| Körpersprache | • angespannt<br>• nervös hin und her gehen<br>• nesteln<br>• starr geballte Fäuste<br>• angezogene Knie<br>• sich entziehen oder wegstoßen<br>• schlagen |
| Trost | • ablenken oder beruhigen durch Stimmer oder Berührung möglich<br>• trösten, ablenken, beruhigen nicht möglich |

Bei der Pflege von Menschen mit Schmerzen ist es wichtig, die Betroffenen in das sog. **Schmerzmanagement** einzubeziehen. In besonderen Fällen können speziell ausgebildete Schmerzexperten hinzugezogen werden. Den Ablauf des pflegerischen Schmerzmanagements zeigt das folgende Schema.

**Koordination des Schmerzmanagements unter Einbeziehung des Menschen mit Schmerzen. Bei speziellen Bedarfen und komplexen Situationen: Pflegerische Schmerzexpertin/pflegerischen Schmerzexperten einbeziehen. Zusammenarbeit im interprofessionellen Team.**

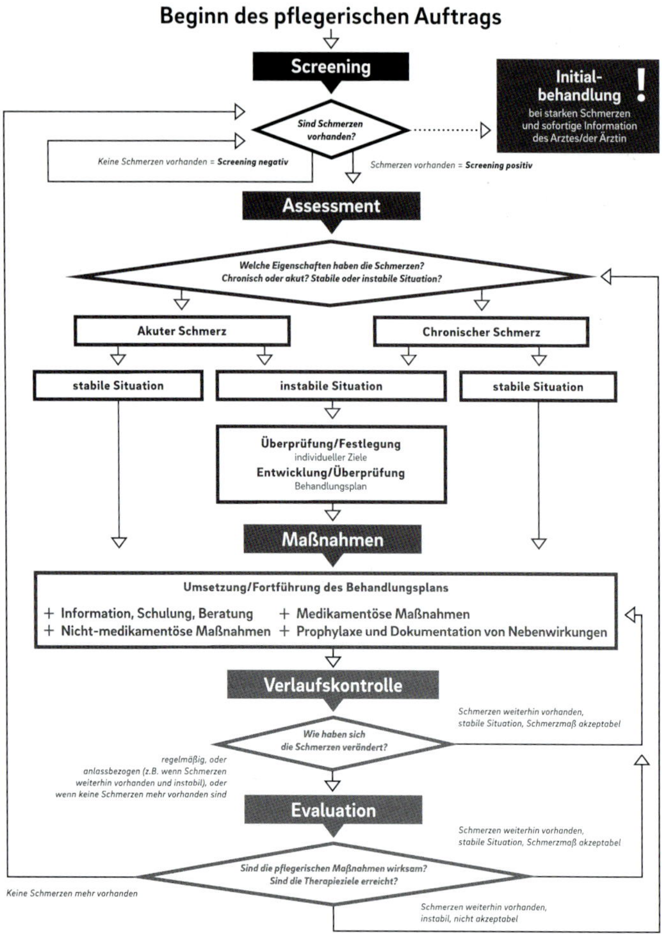




Dieses Ablaufschema gibt einen Überblick über die zentralen Schritte des pflegerischen Schmerzmanagements auf Grundlage des aktuellen Expertenstandards „Schmerzmanagement in der Pflege, Aktualisierung 2020". Für die Umsetzung eines adäquaten pflegerischen Schmerzmanagements ist eine weitergehende Auseinandersetzung mit den Inhalten des Expertenstandards unerlässlich. Der vollständige Expertenstandard, einschließlich Kommentierung und Literaturstudie, kann unter **www.dnqp.de/bestellung** angefordert werden.

**Abb. 1.12:** Ablauf des pflegerischen Schmerzmanagements.

## 1.11 Sterbende begleiten

Sterben ist ein natürlicher Vorgang. Deshalb ist es wichtig, auch die letzte Phase des Lebens einfühlsam zu gestalten. Oft sind es Pflegefachpersonen in Krankenhäusern und Seniorenheimen, welche die letzte Lebensphase eines Menschen sowie dessen Angehörige kommunikativ begleiten. Eine Pflegefachperson ist kommunikativ, organisatorisch und fachlich für die Begleitung Schwerkranker und Sterbender geeignet, wenn sie

- bereit ist, sich mit Schmerz, Leid, Sterben und Tod zu beschäftigen,
- sich darüber im Klaren ist, dass Schweigen, Warten und Aushalten wichtige Aufgaben sind,
- Sterbende mit ihren individuellen Bedürfnissen ganzheitlich wahrnehmen kann,
- ein Gespür dafür hat, dass sich Schmerz und Trauer in verschiedenen Kulturen auf unterschiedliche Weise (verbal, nonverbal, paraverbal) zeigen und zum Ausdruck gebracht werden,
- vorausschauend denken und handeln kann,
- Kenntnisse über verschiedene Krankheitsbilder und medizinische Fachgebiete hat,
- Kenntnisse der Symptomkontrolle und Schmerztherapie hat.

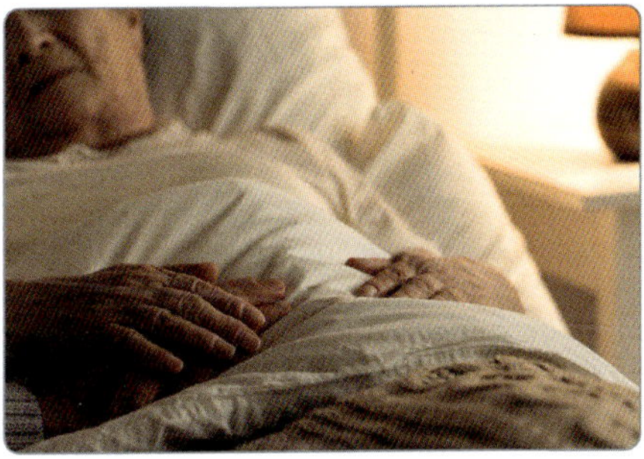

**Abb. 1.13:** Die Begleitung eines Sterbenden erfordert eine einfühlsame Haltung.

Menschen, die dem Tode nahe sind, sollten nicht allein sein. Angehörige – und wenn von ihnen gewünscht auch Pflegefachpersonen mit einer guten Beziehung zum Sterbenden – bleiben bei ihnen. Alle Beteiligten können Gefühle und Trauer zeigen und Abschied nehmen. Auch der Sterbende nimmt seine Umgebung wahr. Deshalb gilt Folgendes in dieser Phase für Pflegende und Angehörige:

- Den Sterbenden nach Möglichkeit in seiner gewohnten Umgebung belassen.
- Ihm zur Verfügung stehen, wenn gewünscht.
- Pflegetätigkeiten in Ruhe durchführen und mit Worten begleiten.

- In Anwesenheit des Sterbenden nicht über ihn hinwegreden oder flüstern.
- Auf verbale und nonverbale Äußerungen, z. B. Schmerzäußerungen, abwehrende Bewegungen achten und auf Wünsche reagieren.
- Das Gefühl vermitteln, dass alles für den Sterbenden getan wird.

Pflegende haben oft Zweifel, ob sie in schwierigen Situationen wie der Sterbebegleitung das Richtige tun. Manchmal hilft es, sich daran zu orientieren, was man sich selbst, als Patient oder Angehöriger, in dieser Situation wünschen würde.

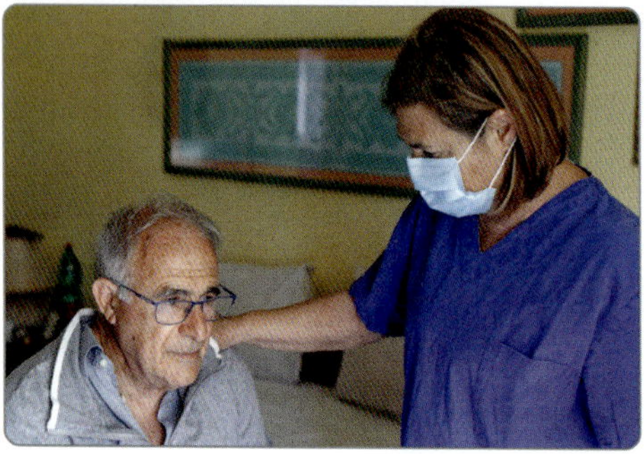

**Abb. 1.14:** Pflegefachpersonen können durch verbale oder nonverbale Kommunikation ihre Anteilnahme am Tod eines Angehörigen zeigen.

Für die meisten Menschen ist es eine große Herausforderung, mit dem Sterbeprozess eines nahen Angehörigen umzugehen. Pflegefachpersonen können in solchen Situationen erfragen, ob es bestimmte „Sterbe-Rituale" in der Familie gibt. Manche Sterbende wünschen z. B., dass ihnen religiöse Bedürfnisse erfüllt werden. Ein einfühlsames Gespräch über die Begleitung von bereits verstorbenen Familienangehörigen kann dazu Aufschluss geben. Auch die Frage danach, was den Angehörigen jetzt gerade wichtig ist, kann helfen. Angehörige können beispielsweise ihre Nähe zeigen durch Dasein, Hand halten, Berührung und Ansprache. Darüber hinaus ist es hilfreich, wenn die Pflegefachperson ihnen

- jederzeit Zugang zum Sterbenden ermöglicht,
- alle Informationen über den Zustand des Patienten zukommen lässt,
- die Teilnahme an der Versorgung und Pflege des Angehörigen ermöglicht,
- Hinweise und Erklärungen zu möglichen Reaktionen des Sterbenden geben kann,
- als Gesprächspartner zur Seite zu steht.

# 2 Hygienemaßnahmen beachten

In medizinischen und pflegerischen Einrichtungen ist es sehr wichtig, die Verbreitung von Krankheitserregern zu verhindern. Sie werden meist über Personen, Gegenstände oder Flächen übertragen. Dort, wo sich viele Menschen begegnen oder zusammenleben, ist die Infektionsgefahr besonders groß.
Neben den allgemeinen Maßnahmen zur Hygiene spielt die Händehygiene in der Pflege eine entscheidende Rolle. Mikroorganismen finden sich vor allem an den Händen und werden durch sie übertragen. Denn sie machen Betten, fassen Türklinken und Telefonhörer an, füllen Dokumente aus, entsorgen Urinflaschen und begrüßen Patienten und Angehörige. Der Händehygiene kommt deshalb besondere Bedeutung zu, wenn es darum geht, die Ausbreitung von Krankheitserregern zu verhindern. Dies gilt besonders, wenn multiresistente Erreger (MRE) in einer Einrichtung im Umlauf sind. Nur durch die strenge Einhaltung von Hygieneregeln durch Pflegende und Patienten können lebensbedrohliche Komplikationen durch MRE vermieden werden.

## 2.1 Allgemeine Hygienemaßnahmen

- Keine Utensilien im Patientenbett ablegen.
- Keine Materialien auf dem Fußboden zwischenlagern.
- Schmutzige Bettwäsche nicht auf Tischen oder Stühlen ablegen. Abwurfbehälter nutzen.
- Sekret- und Urinbeutel dürfen nicht den Fußboden berühren.
- Durchzug und Aufwirbeln von Staub vermeiden.

Zur Wahrung der Intimsphäre sowie aus hygienischen Gründen sollten sich Pflegende nicht auf das Bett von Patienten setzen.

## 2.2 Persönliche Hygienemaßnahmen

- Saubere, kochfeste Kleidung (möglichst Berufskleidung) tragen.
- Falls erforderlich, zum Eigenschutz Schutzkleidung benutzen (z.B. Schutzhandschuhe, Einmalschürze, Schutzkittel, Schutzbrille, Mund-Nasenschutz).
- Saubere und getragene Kleidung voneinander getrennt aufbewahren.
- Geschlossene, leicht zu säubernde Schuhe tragen.

- Armbanduhren und Schmuck vor Arbeitsbeginn entfernen. Piercings abkleben.
- Die Fingernägel kurz und sauber halten (kein Nagelschmuck), Haare zusammenbinden.

## 2.3 Gesichtsmasken verwenden

Das Tragen von Gesichtsmasken hat zum Ziel, die Verbreitung von Krankheitserregern zu reduzieren und Infektionen vorzubeugen. Es gibt unterschiedliche Maskentypen:

**Maskentypen und Schutzvisiere**
Quelle: Bundesinstitut für Arzneimittel und Medizinprodukte

| Typ/ Eigenschaften | Synonyme | Verwendungszweck | Kennzeichnung | Schutzwirkung |
|---|---|---|---|---|
| 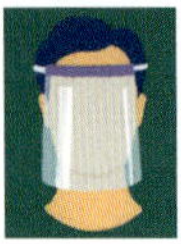 Gesichtsvisiere | Gesichtsschutzschild, Face Shield | Spritzschutz; nicht vergleichbar mit der Filterwirkung von Masken | Geprüft als Persönliche Schutzausrüstung (PSA), erkennbar am CE-Kennzeichen – oder ungeprüft | Kein Atemschutz, nur Gesichts- und Augenschutz gegen Tropfen und Spritzer von Flüssigkeiten |
| 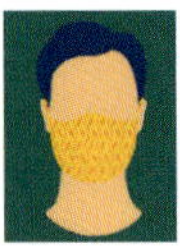 Mund-Nasen-Bedeckung | Alltagsmaske, DIY-Maske, Behelfs-Mund-Nasen-Maske, Community-Maske | Privater Gebrauch ohne gesetzliche Norm zu Filtereigenschaften | Keine, da Kleidung | Designabhängig; Schutz vor Tröpfchen beim Einatmen, Geschwindigkeit des Atemstroms und Tröpfchen-Auswurf können reduziert werden |
| 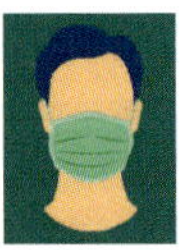 Medizinische Gesichtsmasken | OP-Maske, Mund-Nasen-Schutz | Fremdschutz | CE-Kennzeichen als Medizinprodukt auf Verpackung | Schutz vor Tröpfchen, geringer Schutz vor Aerosolen |
| 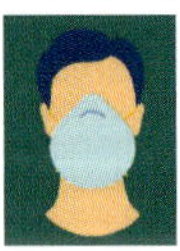 Partikelfiltrierende Halbmaske | FFP2-, FFP3-Maske | Eigenschutz/ Arbeitsschutz | CE-Kennzeichen (mit Nummer) auf Verpackung und Produkt; Persönliche Schutzausrüstung (PSA) | Schutz vor Tröpfchen und Aerosolen |

In medizinischen und pflegerischen Einrichtungen aller Art werden medizinische Gesichtsmasken und partikelfiltrierende Halbmasken verwendet.

**Medizinische Gesichtsmasken:**

- Schützen andere, weniger den Träger selbst.
- Verhindern in hohem Maße Tröpfcheninfektionen, z.B. bei der Wundversorgung oder bei Operationen.
- Nur Masken mit dem CE-Kennzeichen entsprechen den gesetzlichen Anforderungen und sind für den Einsatz in medizinischen und pflegerischen Einrichtungen zugelassen.
- Auch Maskenträger sollten einen Sicherheitsabstand (ca. 1,50 m) zu anderen Menschen einhalten.
- Die Ränder der Maske sollen eng anliegen damit möglichst wenig Luft an der Maske vorbei ein- und ausgeatmet wird.
- Maske beim Tragen möglichst nicht mit den Fingern berühren.
- Wenn die Maske durchfeuchtet ist, muss sie gewechselt werden. Maske zum Abnehmen nur an den Bändern anfassen. Danach die Hände waschen.
- Medizinische Gesichtsmasken sind Einwegprodukte und müssen deshalb regelmäßig gewechselt werden. Nach der Verwendung sind sie im Restmüll zu entsorgen.

**Medizinische Gesichtsmasken**
Medizinprodukt, Synonyme: „OP-Maske", „Mund-Nasen-Schutz"

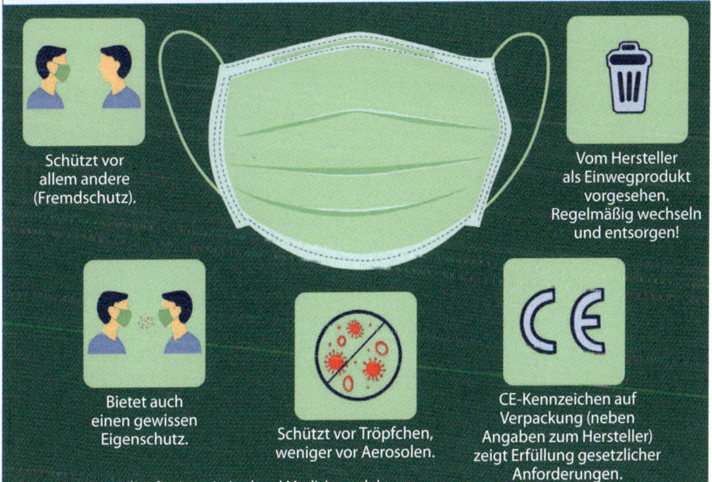
Schützt vor allem andere (Fremdschutz).
Vom Hersteller als Einwegprodukt vorgesehen. Regelmäßig wechseln und entsorgen!
Bietet auch einen gewissen Eigenschutz.
Schützt vor Tröpfchen, weniger vor Aerosolen.
CE
CE-Kennzeichen auf Verpackung (neben Angaben zum Hersteller) zeigt Erfüllung gesetzlicher Anforderungen.

Quelle: Bundesinstitut für Arzneimittel und Medizinprodukte

**Partikelfiltrierende Halbmasken:**

- Schützen sowohl Träger als auch andere.
- Verhindern in hohem Maße die Infektion durch Tröpfchen und Aerosole. Ausnahme: Bei Masken mit Ventil wird die Ausatemluft nicht gefiltert, sondern lediglich abgebremst. Der Fremdschutz ist somit verringert.
- Nur Masken mit dem CE-Kennzeichen entsprechen den gesetzlichen Anforderungen und sind für den Einsatz in medizinischen und pflegerischen Einrichtungen zugelassen.
- Auch Maskenträger sollten einen Sicherheitsabstand (ca. 1,50 m) zu anderen Menschen einhalten.
- Die Ränder der Maske sollen eng anliegen damit möglichst wenig Luft an der Maske vorbei ein- und ausgeatmet wird.
- Maske beim Tragen möglichst nicht mit den Fingern berühren.
- Wenn die Maske durchfeuchtet ist, muss sie gewechselt werden. Maske zum Abnehmen nur an den Bändern anfassen. Danach die Hände waschen.
- Auch partikelfiltrierende Halbmasken sind Einwegprodukte und müssen deshalb regelmäßig gewechselt werden. Nach der Verwendung sind sie im Restmüll zu entsorgen.

Über die Möglichkeiten der Aufbereitung und Wiederverwendung von partikelfiltrierenden Halbmasken **für den Privatgebrauch** informiert ein Flyer der Fachhochschule Münster und der Westfälischen Wilhelms-Universität Münster: „Möglichkeiten und Grenzen der eigenverantwortlichen Wiederverwendung von FFP2-Masken für den Privatgebrauch im Rahmen einer epidemischen Lage."

**Partikelfiltrierende Halbmasken**
Persönliche Schutzausrüstung (PSA) im Arbeitsschutz, Synonym: „FFP-Maske“

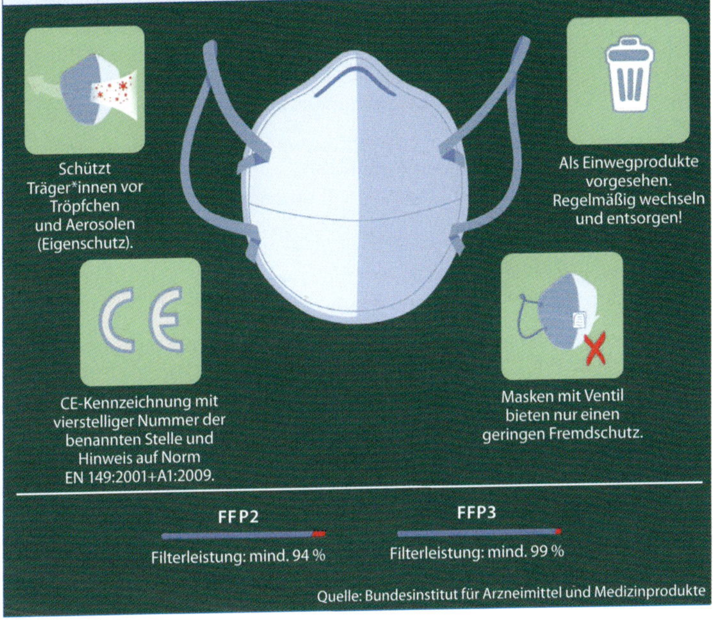

## 2.4 Hände waschen und pflegen

Pflege ist Handarbeit. Der häufige Kontakt mit Wasser, häufiges Händewaschen, andauerndes Arbeiten in Schutzhandschuhen sowie der Kontakt mit hautreizenden Substanzen strapaziert die Haut der Hände von Pflegenden. Zwar verfügt die Haut über eine natürliche Schutzfunktion; jedoch schwächen Wasser, Seife oder Reinigungsmittel deren Funktion.

Die Hände sollten deshalb nur gewaschen werden, wenn es notwendig ist:

- Vor Arbeitsbeginn und nach Arbeitsende.
- Vor und nach den Mahlzeiten bzw. vor und nach der Essenszubereitung oder -verteilung.
- Nach dem Toilettengang.
- Bei starker oder sichtbarer Verschmutzung.
- Nach dem Kontakt mit Haustieren.

Zum Händewaschen sollte lauwarmes, nicht heißes, Wasser sowie ein pH-hautneutrales Waschpräparat verwendet werden. Trocken Sie danach Hände und Fingerzwischenräume mit Einmal-Handtüchern ab und cremen Sie sie nach dem Waschen sowie vor hautbelastenden Tätigkeiten ein.

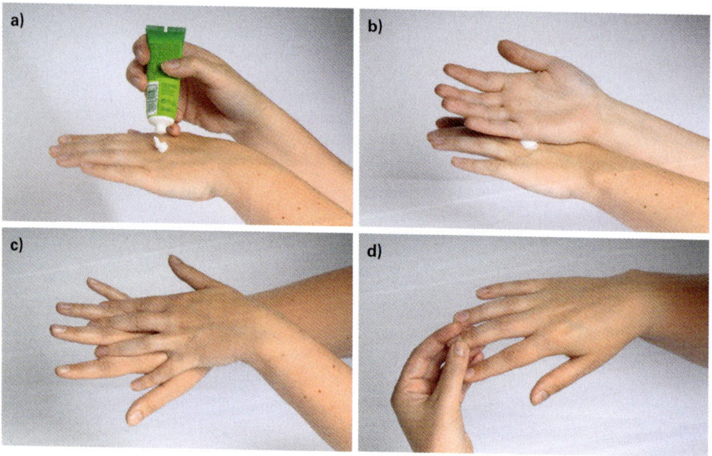


**Abb. 2.1:** „Hände richtig eincremen". Creme auf den Handrücken auftragen (a); Creme auf der Handaußen- und -innenseite einmassieren (b); an die Fingerzwischenraume denken (c) und Nagelfalze nicht vergessen (d).

## 2.5 Hände desinfizieren

Durch die Händedesinfektion wird die Verbreitung von Krankheitserregern eingedämmt. Solange Hände nicht sichtbar verschmutzt sind, ist das Händewaschen unnötig. Es belastet die Haut mehr als das Desinfizieren.

Grundregel für gesunde Hände in der Pflege: Seltener waschen und häufiger desinfizieren!

Hände sollen desinfiziert werden:

- Vor Arbeitsbeginn.
- Bei Betreten und Verlassen eines Patientenzimmers.
- Vor und nach jedem Patientenkontakt.
- Vor und nach dem Tragen von Schutzhandschuhen.
- Vor und nach dem Kontakt zu Wunden und Verbänden, z. B. Verbandwechsel.
- Vor dem Umgang mit Lebensmitteln.
- Vor dem Verabreichen von Medikamenten.
- Nach unreinen Tätigkeiten, z. B. Bettwäsche wechseln, Abfall beseitigen.
- Vor invasiven Maßnahmen, z. B. Injektionen.
- Vor und nach dem Kontakt zu Einstichstellen von Kathetern, Drainagen usw.
- Nach dem Kontakt zu möglicherweise kontaminierten Flüssigkeiten, Flächen oder Gegenständen, z. B. durch Blut oder Ausscheidungen.
- Nach dem Naseputzen und dem Toilettenbesuch.

Achten Sie darauf, genügend Händedesinfektionsmittel zu benutzen. Nehmen Sie so viel Desinfektionsmittel, wie in Ihre hohle Hand passt. Die Hände sollen etwa 30 Sekunden lang nass eingerieben werden.

| Beispiel für Einreibetechnik | |
|---|---|
| 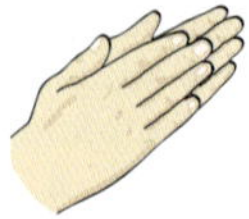 | 1. Handfläche auf Handfläche, vorwärts und rückwärts (zweimal). |
| 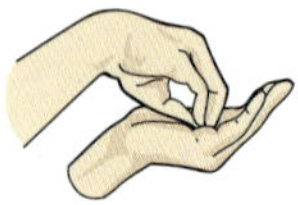 | 2. Kreisendes Reiben der geschlossenen Fingerkuppen in der Handfläche (zweimal). Wiederholung mit der anderen Hand. |
| 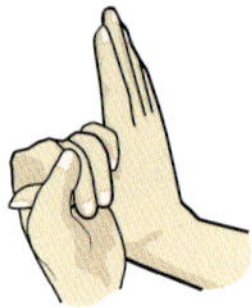 | 3. Daumen einer Hand in die Handfläche der anderen legen und mit den Fingern umfassen. Der Daumen wird in der Handfläche gerieben (zweimal). Wiederholung mit der anderen Hand. |
| 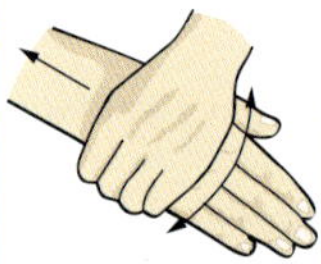 | 4. Die Handfläche der einen Hand reibt den Handrücken der anderen Hand in rotierenden Bewegungen bis zu den Fingerspitzen; die geschlossene Hand bis zum Handgelenk zurückziehen (zweimal). Wiederholung mit der anderen Hand. |
| 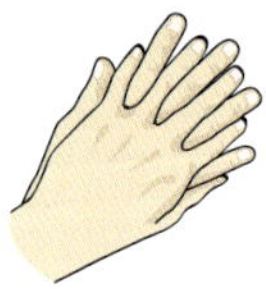 | 5. Mit gespreizten Fingern reibt die eine Handfläche den Handrücken der anderen Hand bis zu den Fingerspitzen und wieder zurück (zweimal). Wiederholung mit der anderen Hand. |

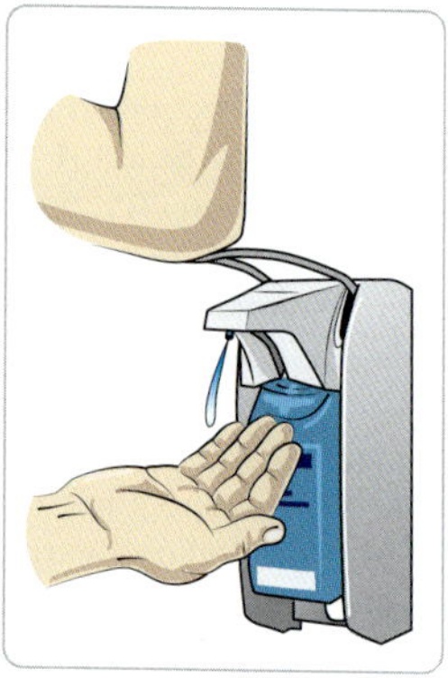

**Abb. 2.2:** Krankheitserreger werden nicht so leicht weitergetragen, wenn Desinfektionsmittelspender handfrei bedient werden.

## 2.6 Handschuhe tragen

Handschuhe schützen die Haut vor wirkstoffhaltigen Reinigungsmitteln oder Medikamenten sowie vor Verschmutzungen. Außerdem verringern sie – rechtzeitiges Wechseln bzw. Ausziehen vorausgesetzt – die Verbreitung von Krankheitserregern. Je nach Arbeitsvorgang müssen die passenden Handschuhe ausgewählt werden.

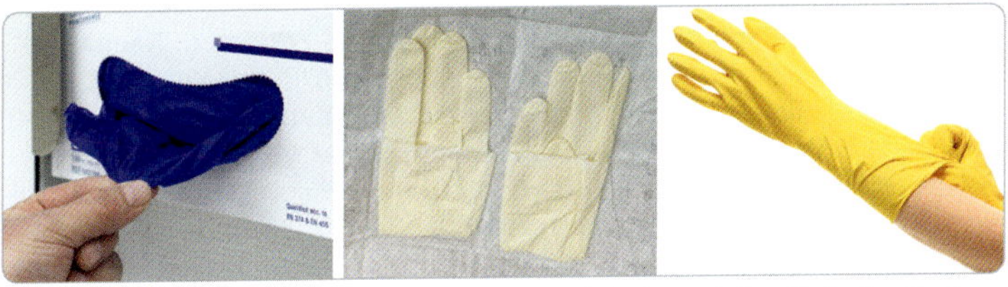

**Abb. 2.3:** Keimarme Schutzhandschuhe; Sterile Handschuhe und chemikalienbeständige Schutzhandschuhe.

| **Anwendung von Handschuhen ...** | **bei direktem Patientenkontakt** | **bei indirektem Patientenkontakt** |
|---|---|---|
| Keine Handschuhe: Der Kontakt mit Blut oder Körperflüssigkeiten ist nicht zu erwarten. | z. B. Blutdruck, Temperatur und Puls messen, s.c.- und i.m.-Injektionen verabreichen, Augen und Ohren pflegen (ohne Sekret), Umgang mit Gefäßzugängen (ohne Blutaustritt), Patienten anziehen, transportieren | z. B. Medikamente oral verabreichen, Patientenakte bearbeiten, Telefonate führen, Kontakt zu Nachtschränkchen und Patientenbett (ab- und beziehen) |
| Keimarme Schutzhandschuhe: Der Kontakt mit Blut, Körperflüssigkeiten, Sekreten und Ausscheidungen sowie Gegenständen, die damit sichtbar kontaminiert sind, ist zu erwarten. | z. B. Kontakt mit Blut, Schleimhaut oder nicht intakter Haut, in Notfallsituationen, Venenverweilkanülen legen oder entfernen, Blut abnehmen, über ein nicht geschlossenen System absaugen, rektale oder vaginale Untersuchungen durchführen | Umgang mit möglicherweise infektiösem Material, z. B. Erbrochenes, Instrumente, Abfall |
| Sterile Handschuhe | z. B. Gefäßzugänge oder Katheter legen, alle operativen Eingriffe, vaginale Entbindungen | |

Für den Einsatz keimarmer Schutzhandschuhe gilt:

- Nur so oft und nur so lange wie nötig tragen.
- Nur auf trockenen Händen anziehen.
- Bei Durchfeuchtung: Handschuhe wechseln.
- Bei länger andauernden Tätigkeiten in Schutzhandschuhen sollten Baumwollhandschuhe darunter getragen werden.
- Zur Pflege jedes Patienten neue Handschuhe anziehen.
- Vor dem Anziehen und nach dem Ausziehen der Handschuhe ist eine hygienische Händedesinfektion durchzuführen.

**Sterile Handschuhe** dienen dem Schutz des Patienten. **Keimarme Schutzhandschuhe** schützen vor allem das Pflegepersonal. Die **Händedesinfektion** schützt den Patienten vor übertragbaren Krankheiten. Wenn keimarme Schutzhandschuhe verwendet werden, müssen dennoch alle erforderlichen Händedesinfektionen durchgeführt werden. **Chemikalienbeständige Schutzhandschuhe**/Gummihandschuhe werden zum Schutz der Haut beispielsweise bei Reinigungsarbeiten oder bei der Flächendesinfektion getragen.

## 2.7 Flächen desinfizieren

| **Regeln zum Umgang mit Flächendesinfektionsmitteln** | | | |
|---|---|---|---|
| 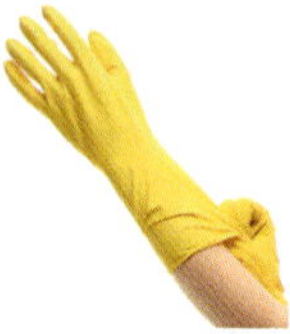 | 1. Bei der Herstellung und Anwendung von Desinfektionsmitteln für die Flächen- und Instrumentendesinfektion immer chemikalienbeständige Schutzhandschuhe tragen. | 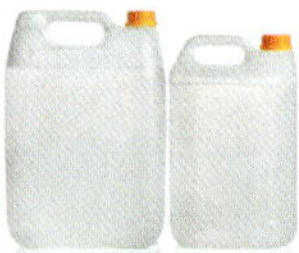 | 2. Einsatzbereich des Desinfektionsmittels beachten. Nicht jedes Desinfektionsmittel eignet sich für alle Oberflächen. |
| 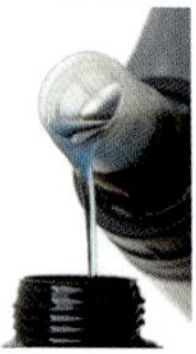 | 3. Verschiedene Desinfektionsmittel nicht vermischen. | 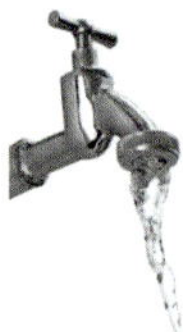 | 4. Desinfektionsmittellösungen immer mit kaltem Wasser ansetzen. |
| 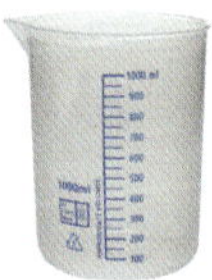 | 5. Auf die richtige Konzentration der Lösung achten (Dosiertabelle beachten, siehe Seite 43). | 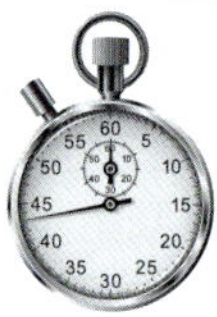 | 6. Einwirkzeit beachten. |

Welche Wirkung ein bestimmtes Desinfektionsmittel hat, lesen Sie auf dem Etikett:
- Bakterizid: wirkt gegen Bakterien
- Viruzid: wirkt gegen Viren
- Sporizid: wirkt gegen Sporen
- Fungizid: wirkt gegen Pilze
- Tuberkulozid: wirkt gegen Tuberkelerreger

Disinfection

# Fläche | Dosiertabelle

| Liter Lösung | Konzentrat in Prozent | | | | | | | | | |
|---|---|---|---|---|---|---|---|---|---|---|
| | 0,25 % | 0,5 % | 0,75 % | 1 % | 1,5 % | 2 % | 2,5 % | 3 % | 4 % | 10 % |
| 1 Liter | 2,5 ml | 5 ml | 7,5 ml | 10 ml | 15 ml | 20 ml | 25 ml | 30 ml | 40 ml | 100 ml |
| 2 Liter | 5 ml | 10 ml | 15 ml | 20 ml | 30 ml | 40 ml | 50 ml | 60 ml | 80 ml | 200 ml |
| 3 Liter | 7,5 ml | 15 ml | 22,5 ml | 30 ml | 45 ml | 60 ml | 75 ml | 90 ml | 120 ml | 300 ml |
| 4 Liter | 10 ml | 20 ml | 30 ml | 40 ml | 60 ml | 80 ml | 100 ml | 120 ml | 160 ml | 400 ml |
| 5 Liter | 12,5 ml | 25 ml | 37,5 ml | 50 ml | 75 ml | 100 ml | 125 ml | 150 ml | 200 ml | 500 ml |
| 6 Liter | 15 ml | 30 ml | 45 ml | 60 ml | 90 ml | 120 ml | 150 ml | 180 ml | 240 ml | 600 ml |
| 7 Liter | 17,5 ml | 35 ml | 52,5 ml | 70 ml | 105 ml | 140 ml | 175 ml | 210 ml | 280 ml | 700 ml |
| 8 Liter | 20 ml | 40 ml | 60 ml | 80 ml | 120 ml | 160 ml | 200 ml | 240 ml | 320 ml | 800 ml |
| 9 Liter | 22.5 ml | 45 ml | 67,5 ml | 90 ml | 135 ml | 180 ml | 225 ml | 270 ml | 360 ml | 900 ml |
| 10 Liter | 25 ml | 50 ml | 75 ml | 100 ml | 150 ml | 200 ml | 250 ml | 300 ml | 400 ml | 1000 ml |
| 15 Liter | 37,5 ml | 75 ml | 112,5 ml | 150 ml | 225 ml | 300 ml | 375 ml | 450 ml | 600 ml | 1500 ml |
| 20 Liter | 50 ml | 100 ml | 150 ml | 200 ml | 300 ml | 400 ml | 500 ml | 600 ml | 800 ml | 2000 ml |
| 30 Liter | 75 ml | 150 ml | 225 ml | 300 ml | 450 ml | 600 ml | 750 ml | 900 ml | 1200 ml | 3000 ml |

**Wir forschen für den Infektionsschutz**
bode-science-center.de

(C1.16) 084 329

Zur Herstellung einer gebrauchsfertigen Flächen-Desinfektionsmittel-Lösung. Konzentrat und Wasser ergeben zusammen die Lösungsmenge (Beispiel: 0,5 %ige Lösung auf 8 l Wasser = 40 ml + 7,96 Liter Wasser). Lösung nur mit kaltem Wasser ansetzen. Keinen Reiniger ohne Hersteller-Freigabe zugeben. Verschmutzte Gebrauchslösung nicht mehr verwenden.

## 2.8 Textilpflege-Symbole kennen

### WASCHEN

Normalwaschgang (95)

Normalwaschgang (60)

Schonwaschgang (60)

Normalwaschgang (40)

Schonwaschgang (40)

Spezialschonwaschgang (40)

Normalwaschgang (30)

Schonwaschgang (30)

Spezialschonwaschgang (30)

Handwäsche maximale Temperatur 40 °C

Nicht waschen

Die Zahlen im Waschbottich zeigen die maximal zulässige Waschtemperatur in °C an.

### BLEICHEN

Chlor- oder Sauerstoffbleiche erlaubt

Nur Sauerstoffbleiche (keine Chlorbleiche) erlaubt

Nicht bleichen

### TROCKNEN

Trocknen im Tumbler/Trockner möglich, normale Temperatur 80 °C, normaler Trocknungsprozess

Trocknen im Tumbler/Trockner möglich, niedrige Temperatur 60 °C, schonender Trocknungsprozess

Nicht im Tumbler/Trockner trocknen

Trocknen auf der Wäscheleine

Trocknen aus dem tropfnassen Zustand

Liegend trocknen

Liegend trocknen aus dem tropfnassen Zustand

Trocknen auf der Wäscheleine im Schatten

Trocknen aus dem tropfnassen Zustand im Schatten

Liegend trocknen im Schatten

Liegend trocknen aus dem tropfnassen Zustand im Schatten

Die Punkte kennzeichnen die Trocknungsstufe des Tumblers/Trockners. Die Striche kennzeichnen Art und Ort des Trocknens.

### BÜGELN

Bügeln mit einer Höchsttemperatur der Bügeleisensohle von 200 °C

Bügeln mit einer Höchsttemperatur der Bügeleisensohle von 150 °C

Die Punkte kennzeichnen die Temperaturstufe des Bügeleisens.

Bügeln mit einer Höchsttemperatur der Bügeleisensohle von 110 °C *

Nicht bügeln

* Kein Bügeln mit Dampf

### PROFESSIONELLE TEXTILPFLEGE

Professionelle Trockenreinigung mit Perchlorethylen und/oder Kohlenwasserstoffen, normaler Prozess

Professionelle Trockenreinigung mit Perchlorethylen und/oder Kohlenwasserstoffen, schonender Prozess

Professionelle Trockenreinigung mit Kohlenwasserstoffen, normaler Prozess

Professionelle Trockenreinigung mit Kohlenwasserstoffen, schonender Prozess

Nicht trockenreinigen

Die Buchstaben im Kreis kennzeichnen die Lösemittel (P, F), die in der Trockenreinigung angewendet werden, oder die Nassreinigung (W).

Professionelle Nassreinigung, normaler Prozess

Professionelle Nassreinigung, schonender Prozess

Professionelle Nassreinigung, besonders schonender Prozess

Nicht nassreinigen

Generell: Der Strich unter dem Symbol kennzeichnet eine mildere Behandlung (z. B. Schongang für Pflegeleichtartikel). Der doppelte Strich kennzeichnet Pflegestufen mit besonders schonender Behandlung.

**Abb. 2.4:** Internationale Textilpflegesymbole. Die Programme der Waschmaschinen sind auf die Pflegekennzeichen abgestimmt.

## 2.9 Hygienemaßnahmen bei multiresistenten Erregern (MRE)

Multiresistente Erreger sind widerstandsfähig (= resistent) gegen viele (= multi) Antibiotika, mit denen sie normalerweise bekämpft werden könnten. Bei einer **Kolonisation** mit MRE trägt der Patient den Erreger symptomlos auf oder in sich. Bei einer **Infektion** kommt es zu einer akuten Erkrankung mit Symptomen.

Der weit verbreitete **MRSA-Erreger** (methicillinresistenter Staphylococcus aureus) ist in unbelebter Umgebung lange überlebensfähig, z.B. auf Oberflächen, Instrumenten und Gegenständen. Aufgrund unzureichender Händehygiene übertragen Ärzte und Pflegende den Erreger häufig von einer Person auf die andere. Der MRSA-Erreger besiedelt beim Menschen häufig

- die Stirn-Haar-Grenze,
- den vorderen Nasenbereich,
- die Achselhöhlen,
- den Bereich zwischen After und äußeren Geschlechtsorganen.

Am Körper werden also warme, feuchte und behaarte Regionen bevorzugt kolonisiert. Viele Menschen wissen nicht, dass sie MRE-Träger sind. Solange die betreffende Person über eine intakte Abwehr verfügt, erkrankt sie nicht. Bei eingeschränkter Abwehr vermehren sich die Erreger, verteilen sich über Schmierinfektionen und gelangen, z.B. über Wunden, in den Körper. Es kommt zu einer Infektion, die lebensbedrohliche Komplikationen nach sich ziehen kann.

Neben den Atemwegen und Schleimhäuten sind auch alle Einstichstellen wie Infusionen und Drainagen, Injektionen, Blasenkatheter und Ernährungssonden mögliche Eintrittspforten für multiresistente Erreger.

**Risikofaktoren:**

- Pflegebedürftigkeit oder Aufenthalt in Krankenhaus oder Pflegeheim in den letzten sechs Monaten.
- Antibiotikatherapie in den letzten sechs Monaten.
- Schlecht heilende Wunden.
- Einstichstellen wie Infusionen, Katheter usw.
- Geschwächtes Immunsystem oder Einnahme von immunsuppressiven Medikamenten.

**Maßnahmen für Patienten:**

- Hände regelmäßig gründlich waschen.
- (Bett-)Wäsche bei mind. 60 °C waschen.
- Hygieneartikel nicht mit anderen Personen teilen.
- Bei offenen Wunden Kontakt zu MRE-Trägern meiden.
- Antibiotika wie vom Arzt verordnet einnehmen und nicht frühzeitig absetzen.

**Maßnahmen für Pflegende:**

Detaillierte Hygienemaßnahmen bei Kolonisation oder Infektion mit verschiedenen MRE sind im Internet unter www.rki.de – Infektionsschutz zu finden. Außerdem sind die hausinternen Standards der Hygienekommission zu beachten.

Grundsätzlich können die folgenden Maßnahmen die Ausbreitung von MRE eindämmen:

- Strikte Einhaltung der Regeln zur Flächen- und Händehygiene (siehe Kap. 2.1–2.7).
- Bei Patientenkontakt Schutzkleidung tragen (Handschuhe, Schutzkittel, Mund-Nasen-Schutz, Schuh-Überzieher, Haube).
- Patienten isolieren (Einzelzimmer, möglichst mit Schleuse) und nach Möglichkeit nicht transportieren. Bei erforderlichem Patiententransport: Transportliege statt Bett verwenden, dem Patienten Schutzkittel, Haube und Mund-Nasenschutz anlegen, Materialien getrennt entsorgen.
- Zahl der Kontaktpersonen gering halten, Patientenzimmer möglichst selten betreten.

In Krankenhäusern und Pflegeeinrichtungen ist es eine große Herausforderung, bei einer MRE-Infektion einerseits den erforderlichen Selbst- und Fremdschutz sicherzustellen, andererseits die nötigen sozialen Kontakte von betroffenen Patienten zu erhalten.

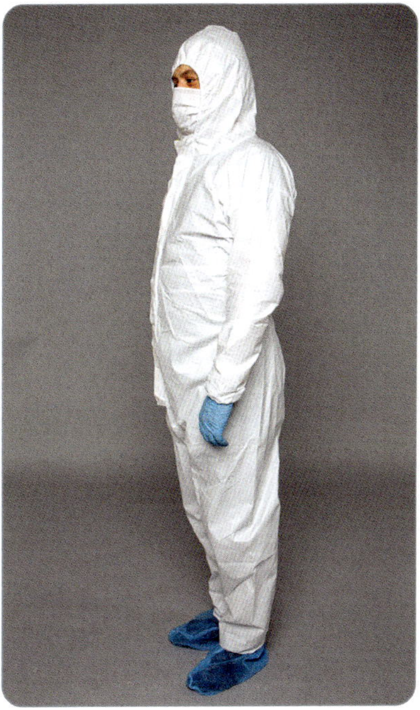

**Abb. 2.5:** Durch geeignete Schutzkleidung kann die Übertragung von MRE auf andere Patienten verhindert werden.

- Visiten und Verbandwechsel bei MRE-Patienten möglichst am Ende der Pflege- bzw. Stationsvisite durchführen.
- Pflegematerialien und Gebrauchsgegenstände täglich desinfizieren.
- Wäsche und Textilien in geeigneten Wäschesäcken im Zimmer sammeln und mit spezieller Wäschedesinfektion reinigen lassen.
- Verbrauchsmaterialien und Abfall im Zimmer sammeln und täglich entsorgen.
- Nach einer Verlegung: Schlussdesinfektion des gesamten Raumes durchführen.

# 3 Am Pflegebett arbeiten

Die Wirbelsäule ermöglicht den aufrechten Gang und ist an allen Dreh- und Beugebewegungen beteiligt. Zwischen den einzelnen Wirbelkörpern liegen die Bandscheiben. Durch Zug der Muskulatur an den Fortsätzen der Wirbelkörper wird aus diesem System eine belastbare, jedoch auch verletzliche „Säule". Je nach Position und zu tragendem Gewicht ist sie unterschiedlichen Belastungen ausgesetzt. Eine dauernde Fehlbelastung der Wirbelsäule stört die „Stoßdämpfer"-Funktion der Bandscheiben zwischen den Wirbelkörpern. Rückenschonendes Arbeiten am Pflegebett, z.B. beim Wechsel der Bettwäsche, kann arbeitsbedingten Beschwerden und einem hohen Krankenstand vorbeugen.
Wer gesund ist, kann auch in einem nicht perfekt hergerichteten Bett gut schlafen. Pflegebedürftige hingegen, denen das Bett als Schlaf- und Aufenthaltsort dient, haben andere Ansprüche. Wer seine Position nicht selbstständig wechseln oder sich nur eingeschränkt bewegen kann, für den ist ein nicht korrekt hergerichtetes Bett nicht nur unbequem, sondern kann auch Schäden, z.B. an der Haut, verursachen. Da Pflegebetten außerdem als Transportmittel dienen, müssen Pflegende einiges beachten, damit der Transport für den Patienten nicht nur „unfallfrei", sondern auch angenehm verläuft.

## 3.1 Rückenschonend arbeiten

- Pflegebett auf Arbeitshöhe einstellen.
- Rutschfeste, geschlossene Schuhe mit dämpfender Sohle tragen.
- Auf bequeme Kleidung achten, die die Bewegungsfähigkeit nicht einschränkt.
- Vor Transfer Stuhl oder Rollstuhl passend positionieren.
- Beinstellung: Schritt- oder Grätschstellung für hohe Standsicherheit. Knie leicht gebeugt.
- Patienten über Maßnahmen informieren, damit sie soweit wie möglich mitarbeiten können.
- Immer am Körperschwerpunkt anfassen, nicht in die Gelenke/Körperhöhlen (z.B. Halswirbelsäule, Achselhöhle) greifen.
- Körper des Patienten, wenn möglich, abschnittweise bewegen, nicht als Ganzes.
- Gewicht des Patienten möglichst nicht heben, sondern führen.
- Dreh- und Beugebewegungen der Wirbelsäule unter Last unbedingt vermeiden.

Nutzen Sie, wenn möglich, Hilfsmittel, z. B. Patientenheber, Rutschmatte, die Sie beim ergonomischen Arbeiten unterstützen. Zögern Sie nicht, eine zweite Person um Hilfe zu bitten.

**Aufheben schwerer Lasten:**

1. Aufrechte Körperhaltung annehmen.
2. Füße hüftbreit auseinanderstellen.
3. Knie und Hüfte leicht beugen.
4. Mit gerader Wirbelsäule in die Hocke gehen.
5. Gegenstand anheben.

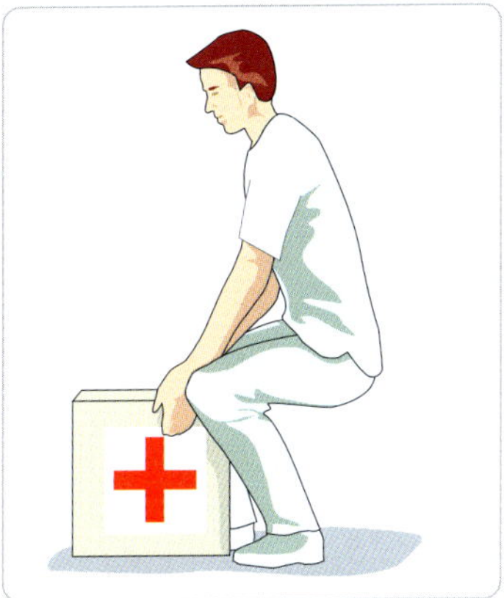

**Abb. 3.1:**
Beim Heben von Lasten in die Hocke gehen und den Gegenstand mit geradem Rücken halten.

**Tragen schwerer Lasten:**

1. Gegenstand nah am Körper tragen.
2. Last gleichmäßig auf beide Körperseiten verteilen, nicht einseitig tragen.
3. Verdrehungen der Wirbelsäule unter Last unbedingt vermeiden.

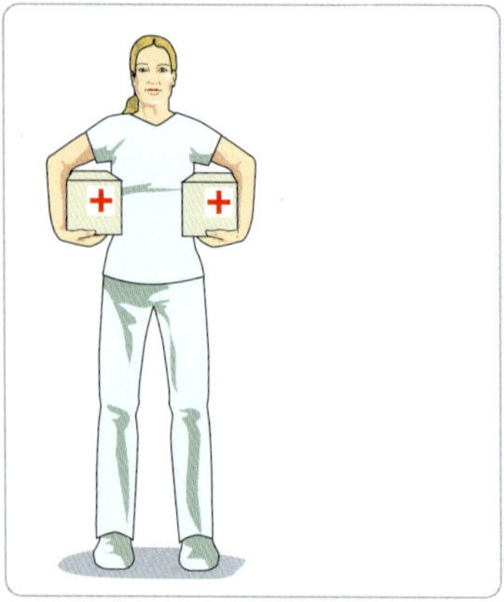

**Abb. 3.2**: Durch gleichmäßige Verteilung der Lasten wird die Wirbelsäule weniger belastet. Lieber zwei kleinere Kisten tragen als eine große, schwere Kiste.

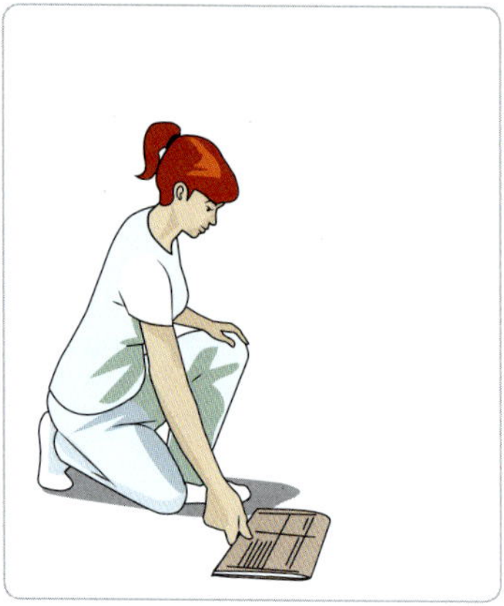

**Abb. 3.3**: So werden leichte Gegenstände richtig aufgehoben.

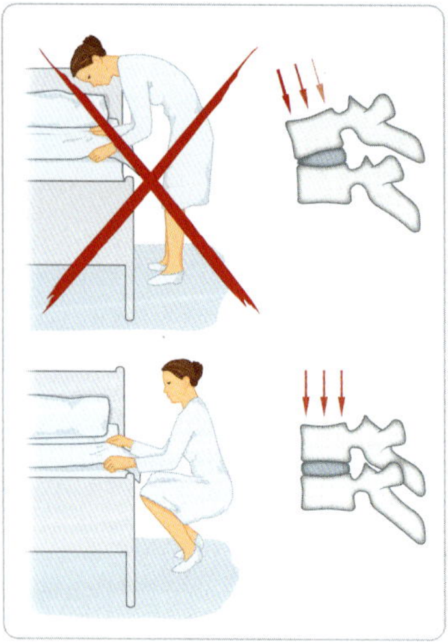

**Abb. 3.4**:
Belastung der Bandscheiben bei falscher und richtiger Arbeitshaltung

## 3.2 Bettwäsche wechseln

**Material:**

- Abwurfbehälter für benutzte Bettwäsche
- Frische Bettwäsche

**Durchführung:**

- Bett auf rückenfreundliche Arbeitshöhe bringen.
- Bettdecke, Kopfkissen und Lagerungshilfsmittel entfernen.
- Kopfteil flach stellen und Laken lösen. Bei Verschmutzung: Lakenwechsel.
- Neues Laken straff und faltenfrei wieder einstecken.
- Kopfkissen aufschütteln. Bei Verschmutzung: Wechsel des Kissenbezugs.
- Lagerungshilfsmittel im Bett positionieren.
- Bettdecke aufschütteln. Bei Verschmutzung: Wechsel des Bettbezugs.
- Bettdecke (evtl. halbieren und) auf das Bett legen.
- Evtl. Tagesdecke auflegen.

## 3.3 Bettwäsche wechseln bei bettlägerigen Menschen

**Material:**

- Abwurfbehälter für benutzte Bettwäsche
- Frische Bettwäsche

**Durchführung:**

- Fenster und Türen schließen, um Zugluft zu vermeiden. Andere Personen nach Möglichkeit aus dem Zimmer bitten, um die Privatsphäre zu schützen.
- Bett auf rückenfreundliche Arbeitshöhe bringen.
- Bettdecke und Kopfkissen entfernen.

> „Guten Morgen, Frau Taler! Wir möchten heute Ihr Bett neu beziehen. Ich lege dazu Ihre Bettdecke und das Kopfkissen beiseite. ... Rollen Sie sich jetzt bitte mit meiner Hilfe auf die rechte Seite. Meine Kollegin Laura hält sie dort sicher am Oberkörper fest."

- Patienten möglichst weit zum Bettrand auf eine Seite drehen (z.B. die rechte Seite).
- Dort wird er von einer zweiten Pflegefachperson gehalten.
- Die erste Pflegefachperson löst das Laken (auf der linken Seite) und rollt es zur Bettmitte hin auf.

▶

- Danach zieht sie das frische Laken auf derselben Seite auf. Den Teil des frischen Lakens, mit dem die andere Seite bezogen werden soll, rollt sie ebenfalls auf und legt die Rolle hinter die Rolle des benutzten Lakens.
- Nach Absprache mit dem Patienten und der zweiten Pflegefachperson wird der Patient über die Stoffrollen hinweg auf die frisch bezogene (linke) Seite gedreht.
- Die Pflegefachperson, die den Patienten zuvor gehalten hat, entfernt nun das benutzte Laken, rollt das frische Laken aus und steckt es ein. Faltenbildung vermeiden.
- Kopfkissen und Bettdecke aufschütteln bzw. bei Bedarf neu beziehen.

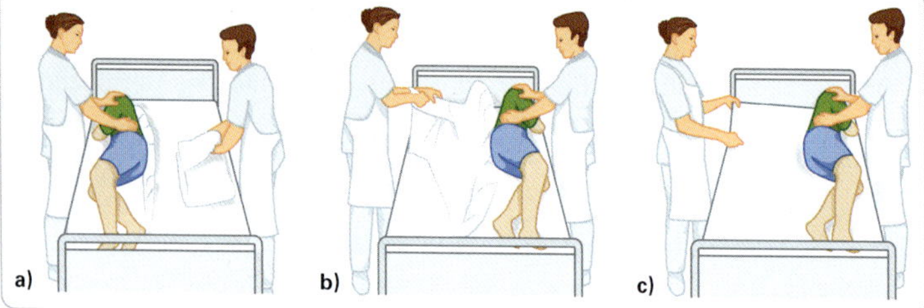


**Abb. 3.5:** **a, b, c:** Arbeitsschritte beim Betten des Patienten.

> Statt von der Seite kann der Wäschewechsel nach dem gleichen Schema auch vom Kopf- zum Fußende durchgeführt werden. Hierzu muss der Patient allerdings Oberkörper und Gesäß selbstständig anheben können.

## 3.4 Patiententransport mit dem Pflegebett

Pflegebetten sind nicht nur Aufenthaltsort und technisches Hilfsmittel im Patientenzimmer. Sie sind auch ein Transportmittel für den Weg zu Untersuchungen, Eingriffen oder Therapien. Und sie sind schwer. Hinzu kommt noch die Person, die darin liegt. Je nach deren Gewicht kommen so etwa 250 kg zusammen. Dank der Rollen lassen sich auch solche Gewichte sicher bewegen, wenn die Fahrweise stimmt. In Fahrt kommen, Kurven und gerade Strecken bewältigen, rechtzeitig bremsen, Hindernisse umfahren und gleichzeitig das Wohl des Patienten im Blick behalten: Damit der Transport für den Patienten möglichst angenehm verläuft und Pflegende nicht fehlbelastet werden, ist einiges zu beachten.

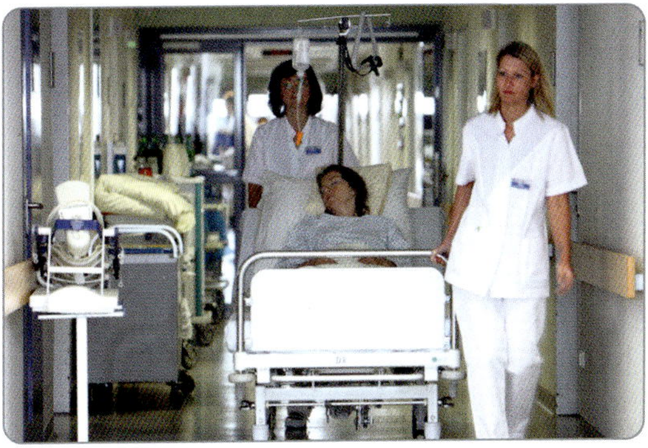

**Abb. 3.6:**
Bettentransport mit zwei Personen

**Durchführung:**

- Unabhängig davon, ob das Bett leer oder belegt ist: Betten sollten möglichst zu zweit transportiert werden, um die Belastung der Transporteure zu reduzieren. Eine Person schiebt, die zweite Person geht vorne seitlich neben dem Bett her. Niemals rückwärts oder vor dem Bett hergehen. Die zweite Person unterstützt beim Anfahren und Bremsen, weist frühzeitig auf Hindernisse hin und hilft beim Kurvenfahren und Rangieren.
- Zuerst die Betthöhe an die schiebende Person anpassen. Empfehlung: Leicht vorgeneigter Oberkörper, Arme leicht angewinkelt, Schultern nicht hochgezogen.

Ein möglichst niedriger Schwerpunkt des Bettes erleichtert das Manövrieren.

- Betten werden geschoben, nicht gezogen. Ziehen belastet das Muskel-Skelett-System stärker als Schieben.
- Auf langen Geraden die Spurrolle des Bettes feststellen. Dies erleichtert den Geradeauslauf des Bettes und reduziert den Kraftaufwand. Die festgestellte Spurrolle muss sich hierzu in Fahrtrichtung vorne am Bett befinden. Es gibt auch Betten mit der Spurrolle am Fußende.
- Für den Patienten ist es angenehm, wenn er in Blickrichtung geschoben wird. Diese wird allerdings durch die Konstruktion des Bettes vorgegeben. Wenn sich die feststellbare Spurrolle am Kopfende befindet, wird das Bett mit dem Kopfende voran geschoben. Dies erleichtert den Blickkontakt und eine Überwachung des Patienten.

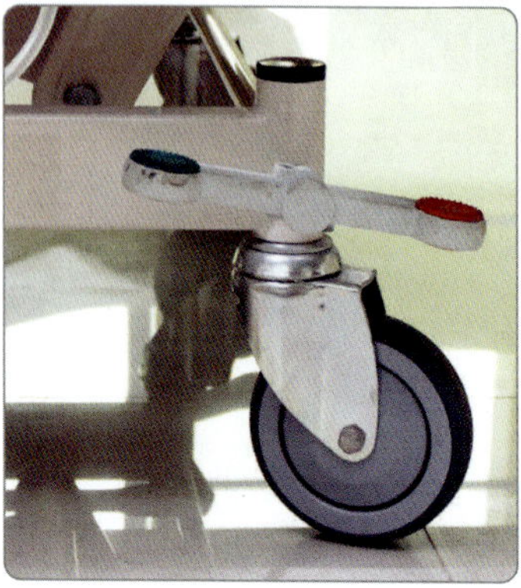

**Abb. 3.7:**
Arretierbare Spurrolle eines Pflegebettes

- Langsam fahren! Gerade unter Zeitdruck führt zu schnelles Bettenschieben zu unnötigem Kraftaufwand und erhöhter Unfallgefahr. Patienten wissen einen langsamen und schonenden Transport sehr zu schätzen.
- Zum Schieben, Rangieren und Platzieren des Bettes müssen die Rollen gelöst werden. Nachdem das Bett am Zielort platziert wurde, die Bremsen feststellen, um das Bett gegen unbeabsichtigtes Wegrollen zu sichern.
- Für lange Wege sollte – falls vorhanden – eine technische Transporthilfe (Bed-Mover) genutzt werden. Sie wird an das Bett angekoppelt, hebt es an und bewegt es mittels eines Elektromotors. Der Transporteur steuert die Bedieneinheit, sein Kraftaufwand ist gering.

# 4 Menschen in der Bewegung fördern

Fehlende Beweglichkeit kann viele negative Folgen haben, z.B. ein verändertes Körperbild, Hautschäden oder den Verlust der selbstständigen Lebensführung bis hin zu sozialer Isolation. Häufige Ursachen für Bewegungseinschränkungen sind Erkrankungen oder Verletzungen des Bewegungsapparates, der Zustand nach einer Operation und altersbedingte Veränderungen.
Die Mobilisation von Patienten bestmöglich zu fördern, ist deshalb eine zentrale Aufgabe von Pflegefachpersonen. Dies kann durch Bewegungsübungen im Bett oder außerhalb des Bettes erfolgen. Auch beim Transfer, also dem Wechsel von der einen in eine andere Position, benötigen Patienten oftmals Unterstützung. Zum Beispiel beim Übergang vom Liegen zum Sitzen oder vom Bett in den Rollstuhl usw. Außerdem ist die Kenntnis verschiedener vorbeugend wirksamer Lagerungsarten von Bedeutung. Um Patienten zu unterstützen, die bereits ein gewisses Maß an Mobilität wiedererlangt haben, stellt die Unterstützung beim Gehen sowie die Anleitung bei der Auswahl und Nutzung von Gehhilfen eine wichtige Kompetenz von Pflegenden dar.

## 4.1 Patienten mobilisieren

Mobilisierende Maßnahmen sollen die Bewegung und Beweglichkeit von Pflegebedürftigen fördern und dadurch ihre Abhängigkeit von anderen Menschen reduzieren.

Ziel einer frühzeitigen Mobilisation ist es,

- den Prozess des Gesundwerdens zu beschleunigen,
- Wohlbefinden, Selbstständigkeit und Lebensqualität zu verbessern,
- das Risiko für Komplikationen wie Thrombosen, Dekubitus, Kontrakturen und Pneumonien zu reduzieren (siehe Kap. 9).

Unterschiedliche Maßnahmen kommen hierfür infrage, z.B.:

- Lagewechsel (siehe Kap. 4.2) und Transfer im Bett (siehe Kap. 4.3) oder Anleitung zu kleinsten Lagewechseln (Mikrobewegungen),
- Mobilisation auf die Bettkante,
- Transfer in den Stand (Aufstehen),
- Transfer in den (Roll-)Stuhl (siehe Kap. 4.4),
- Unterstützung beim Gehen (siehe Kap. 4.5 und 4.6),
- Bewegungsübungen im Bett oder außerhalb des Bettes.

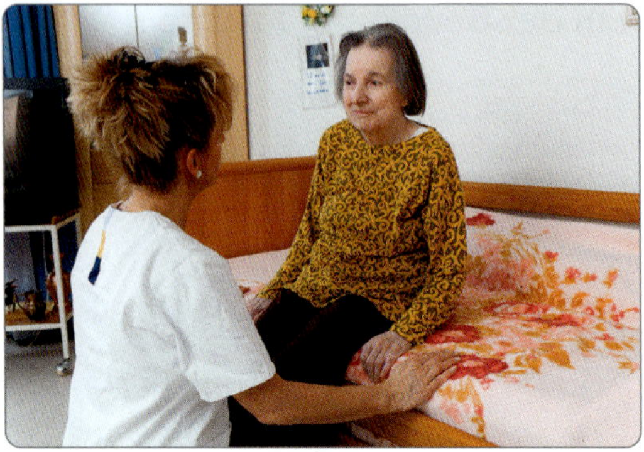

**Abb. 4.1:**
Sitzen an der Bettkante

**Vorbereitung:**

- Sichtung des Bewegungsplans.
- Flächen- und Händedesinfektion.
- Erforderliche Hilfsmittel bereitstellen oder anziehen, z.B. Rollstuhl, Prothese.
- Eventuell Vitalzeichenkontrolle.
- Infusionen, Verbände, Katheter und Drainagen kontrollieren und ggf. fixieren.
- Brille und Hörgerät anlegen.
- Für rutschfeste Schuhe und bewegungsfreundliche Kleidung sorgen.
- Getränk anbieten.

**Durchführung:**

„Jetzt helfe ich Ihnen beim Transfer in den Rollstuhl, Frau Taler. Er steht schon neben dem Bett, die Bremsen habe ich festgestellt. Sie können mit Ihren Armen meine Schultern umfassen, ich greife mit der einen Hand unter Ihrer Achsel hindurch und mit der anderen ... Sind Sie bereit? ..."

- Bewegungsablauf mit dem Patienten absprechen und erklären.
- Auf Sicherheit achten: Bremsen von Rollstuhl, Rollator oder Bett feststellen.
- Betthöhe an Patientengröße anpassen, für Bodenkontakt der Füße sorgen.
- Bewegungen ruhig und konzentriert anleiten und durchführen lassen, Unruhe vermeiden.
- Patienten beobachten, auf Schwindel, Übelkeit, Hautfarbe, Puls achten.

Maßnahmen zur Mobilisation können unter Umständen Gefahren mit sich bringen. Achten Sie darauf, diese zu vermeiden:
- Körperliche Überforderung, Kreislaufprobleme,
- Sturz,
- Hautverletzungen,
- Zug oder Spannung an Drainagen, Katheter oder Infusionen.

## 4.2 Lagerungsarten

**Material:**
- Kissen in Anzahl, Füllung und Größe je nach Lagerungsart
- Lagerungskeile und -rollen
- Lagerungsschlange

Vor der Lagerung eines Pflegebedürftigen sollte ihm die Möglichkeit gegeben werden, Blase und Darm zu entleeren; ggf. mit Inkontinenzmitteln versorgen. Änderungen der Position im Bett können für Patienten nach kurzer Zeit unangenehm werden. Fragen Sie den Patienten nach dem Umlagern nach seinem Befinden und lassen Sie ihn nicht direkt für längere Zeit allein.

| **Rückenlage**<br>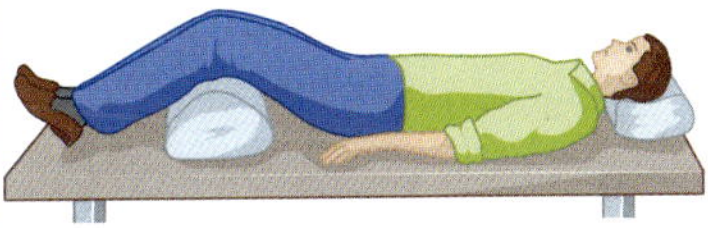 | **Durchführung:**<br>Kopf und Oberkörper können leicht erhöht liegen. Eine Knierolle ermöglicht die physiologische Mittelstellung des Kniegelenks. Unterarme lagern auf Bauch oder Kissen. |
|---|---|
| **Ziele:**<br>Ruhen, Schlafen, Schonung von Knochen und Gelenken bei Wirbel- und Beckenfrakturen und nach Operationen in diesen Bereichen | **Hinweise:**<br>bequeme und kommunikationsfördernde Lagerung; allerdings hoher Auflagedruck auf Fersen, Steiß und Schulterblättern |

| **30°-Seitenlage** 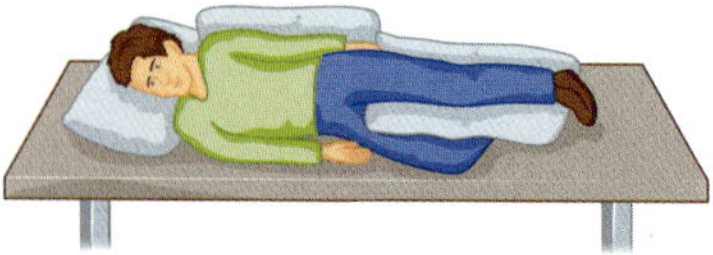 | **Durchführung:** Der Rumpf wird zu einer Seite hin um 30° angehoben und mit einem Kissen stabilisiert. Der Kopf liegt leicht erhöht auf einem Kissen. Die untere Schulter wird leicht vorgezogen. Das obere Bein liegt leicht angewinkelt über dem unteren. Dazwischen ein flaches Kissen. Fersen frei lagern. Oberkörperhochlagerung möglich. |
| --- | --- |
| **Ziele:** Die hochgelagerte Körperseite wird vom Druck entlastet; dies dient im Wechsel mit anderen Lagerungen zur Dekubitusprophylaxe (siehe Seite 117). | **Hinweise:** stärkere Belastung des unten liegenden Hüftknochens (Dekubitusgefahr) |

| **135°-Seitenlage** 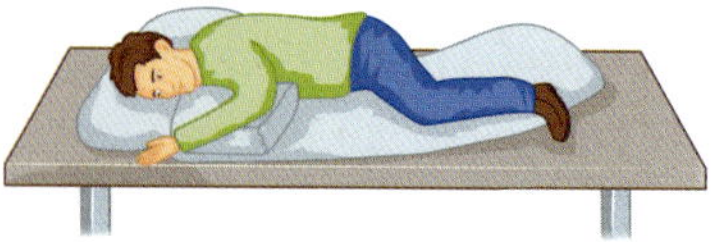 | **Durchführung:** Lagerungsschlange führt zwischen dem seitlichem Rumpf und der Matratze zwischen die Beine. Das obenliegende Bein wird angewinkelt. Lage der Brüste der Frau bzw. Hoden und Penis beim Mann kontrollieren. Darauf achten, dass die Atemwege nicht durch das Kopfkissen verlegt werden. |
| --- | --- |
| **Ziele:** sehr gute Entlastung dekubitusgefährdeter Stellen | **Hinweise:** stabiler als die 30°-Lagerung, allerdings erschwerte Kommunikation mit dem Patienten |

| **Atemunterstützende Lagerungen (VATI-Lagerungen)**<br>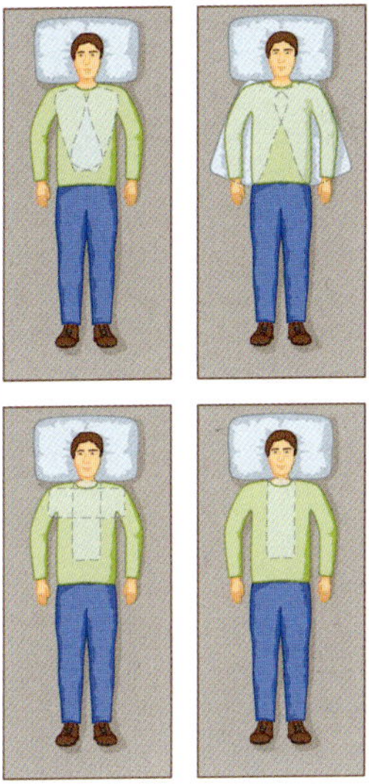 | **Durchführung:**<br>Kissen im Bett platzieren. Person auf die Kissen legen. Lagerung für 10–30 Minuten beibehalten. Bei Bedarf mehrmals täglich wiederholen. |
|---|---|
| **Ziele:**<br>VATI-Lagerungen dienen der Pneumonieprophylaxe (siehe Seite 121).<br>V-Lagerung: Dehnung und Belüftung der unteren Lunge und der Flanken.<br>A-Lagerung: Dehnung und Belüftung der oberen Lunge bis zu den Schultern.<br>T-Lagerung: Dehnung und Belüftung aller Lungenbereiche.<br>I-Lagerung: Dehnung und Belüftung aller Lungenbereiche bei schlanken, schmalen Patienten. | **Hinweise:**<br>Erhöhte Dekubitusgefährdung an Körperstellen, auf die durch die VATI-Lagerungen Druck ausgeübt wird. Bei allen VATI-Lagerungen kann eine Knierolle untergelegt werden. |

## 4.3 Transfer im Bett

**Vorbereitung:**

- Patient liegt auf dem Rücken. Kopfteil flach stellen.
- Pflegekräfte stehen sich versetzt gegenüber.

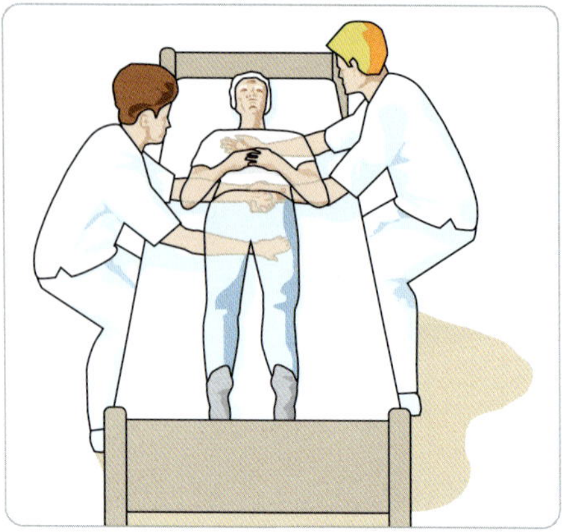

**Abb. 4.2:**
Transfer des Pflegebedürftigen zum Kopfende

**Durchführung:**

- Pflegekräfte schieben je eine Hand unter das Becken des Patienten und greifen ineinander.
- Die freien Hände werden im Bereich von Oberschenkel und Schulter des Patienten positioniert.
- Auf Kommando wird der Patient leicht angehoben und zum Kopfende bewegt.
- Der Patient kann die Maßnahme durch Abstoßen mit den Füßen oder Nutzung des Bettbügels aktiv unterstützen.

## 4.4 Transfer Bett – Rollstuhl

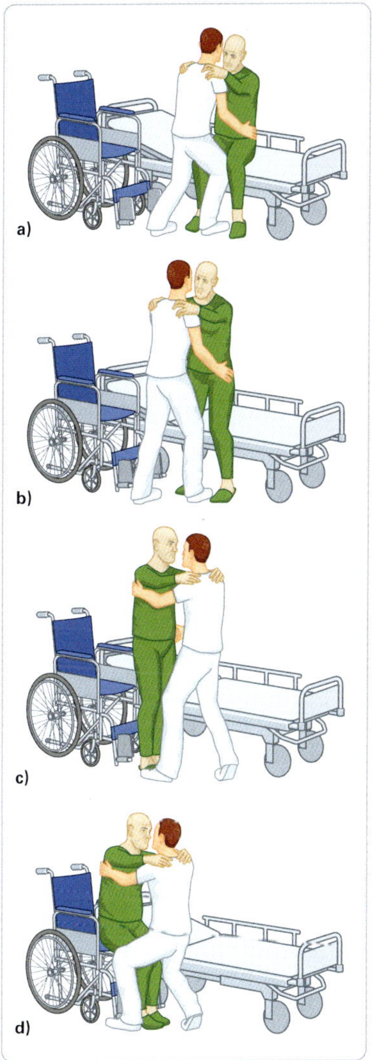

**Abb. 4.3 a, b, c, d:** Transfer vom Bett zum Rollstuhl

**Vorbereitung:**

- Rollstuhl steht parallel zum Bett, Bremsen festgestellt, Fußstützen hochgeklappt.
- Der Patient trägt rutschfeste Schuhe und sitzt auf der Bettkante, seine Füße berühren den Boden.
- Helfer steht vor dem Patienten.

**Durchführung:**

- Das vom Rollstuhl entfernte Bein zwischen die Knie des Patienten stellen.
- Rechter Arm umfasst das Becken des Patienten.
- Der andere Arm greift unter der Achsel durch.
- Patient umfasst die Schultern des Helfers.
- Auf Kommando verlagert der Helfer sein Gewicht nach hinten. Der Patient verlagert sein Gewicht nach vorn zum Aufstehen.
- Helfer und Patient drehen sich mit kleinen Schritten in Richtung Rollstuhl.
- Patienten sanft absetzen. Helfer geht dazu in die Knie.

## 4.5 Beim Gehen unterstützen

**Vorbereitung:**

- Dafür sorgen, dass der Patient rutschfeste Schuhe trägt.
- Nur bei guten Lichtverhältnissen/ausreichender Beleuchtung gehen.
- Wird der Patient allein beim Gehen unterstützt, sollte die Pflegefachperson auf der schwächeren Seite sein.
- Wenn möglich, Stolperfallen beseitigen.
- Realistisches Gehziel festlegen.
- Gangbild beobachten. Belastungs- und Gehfähigkeit des Patienten einschätzen.

**Durchführung der Unterstützung von der Seite:**

- Patient winkelt seinen Arm um 90° an und ergreift die Hand der Pflegefachperson.
- Diese kann den Unterarm des Patienten mit ihrem zweiten Arm durch Unterhaken stützen.
- Patienten zu möglichst selbstständigem Gehen auffordern, durch Lob ermutigen.
- Darauf achten, dass der Patient möglichst mit dem ganzen Fuß auftritt und richtig abrollt.
- Stufen ankündigen und im Gleichschritt mit dem Patienten gehen.
- Wenn eine Pflegefachperson den Patienten allein beim Gehen unterstützt, tut sie dies auf seiner schwächeren Seite.

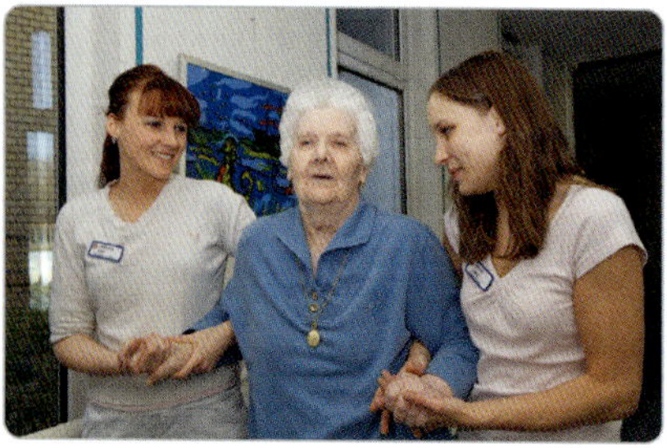

**Abb. 4.4:** Beidseitiges Unterstützen beim Gehen

„Sie machen gute Fortschritte, Frau Taler. Sehr schön. Gehen Sie in Ihrem Tempo. Ich richte mich nach Ihnen.“

Erklären Sie die Nutzung von Hilfsmitteln (z.B. Rollator). Vergewissern Sie sich, dass diese vom Patienten korrekt angewendet werden.

## 4.6 Gehhilfen benutzen

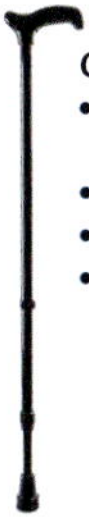

**Gehstock**
- Bei leichter Gangunsicherheit.
- Griff in Hüfthöhe.
- Gummistopper unten.
- Wird auf der gesünderen/stärkeren Seite genutzt.

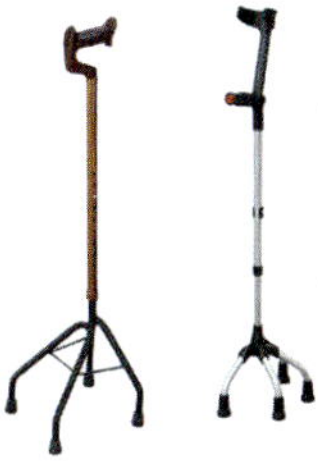

**Vier-Punkt-Gehstock**
- Bei starker Gangunsicherheit oder Gleichgewichtsstörungen.
- Stock rutscht nicht so leicht zur Seite weg.

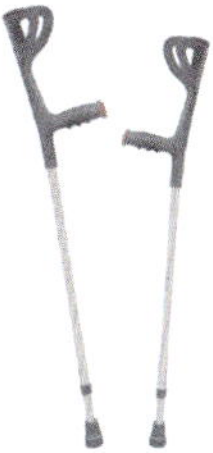

**Unter-Arm-Gehstütze**
- Nach Knochenbrüchen oder bei schmerzhaften Gelenkerkrankungen.
- Bein und Gelenke werden nicht voll belastet.
- Man unterscheidet den Zwei-, Drei- und Vierpunktgang (je nach Anzahl der genutzten Gehstützen und der belasteten Beine).

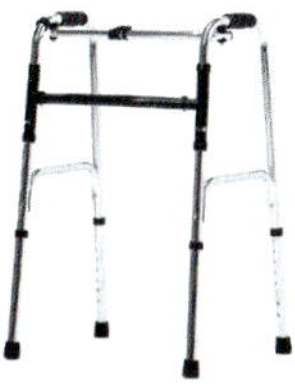

**Gehbock**
- Nach Operationen oder bei Unsicherheit mit dem Rollator.
- Ausreichend Kraft in den Armen nötig.

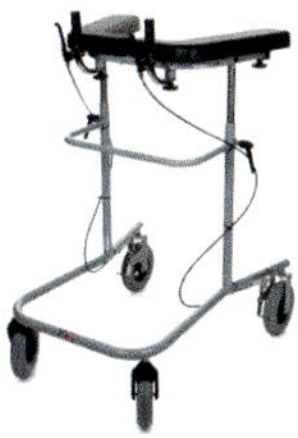

**Gehwagen**
- Bei Gangunsicherheit oftmals einfacher und sicherer zu handhaben als Gehstöcke.
- Sinnvoll, wenn ein Bein nicht belastet werden darf.
- Ausreichend Kraft und Belastungsfähigkeit in Armen und Schultergürtel nötig.

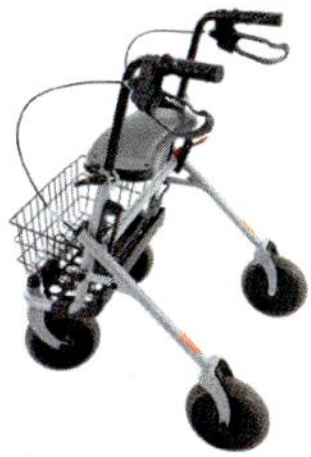

**Rollator**
- Bei Gehproblemen mit intaktem Gleichgewichtssinn.
- Handbremse zum Abstoppen der Gehbewegung.
- Sitzfläche zum Ausruhen.
- Korb zum Transport kleiner Gegenstände.

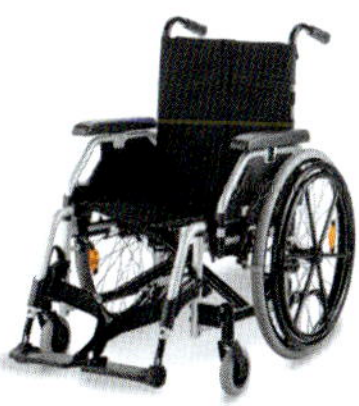

**Rollstuhl**
- Bei starken Gleichgewichtsproblemen, großem Kraftmangel oder Bewegungsunfähigkeit von Bein und/oder Fuß.
- Zur selbstständigen Nutzung ist ausreichend Kraft in den Armen nötig.
- Bremsen verhindern das Wegrollen.
- Einerseits hohes Maß an Fortbewegungsmöglichkeit, andererseits eingeschränkte Mobilisation.

# 5 Vitalfunktionen überprüfen

Das Überprüfen der lebenswichtigen Funktionen gehört zur täglichen Routine. Auf diese Weise erhalten Pflegende Auskunft über das Bewusstsein des Patienten, seine Atmung, seine Puls- und Blutdruckwerte sowie die Körpertemperatur. Gegebenenfalls wird in diesem Zusammenhang auch der Blutzuckerwert von Patienten ermittelt. Für die Beurteilung der ermittelten Werte werden Normwerte herangezogen. Diese dienen der Orientierung. Die Patientenwerte sind jedoch von verschiedenen Faktoren abhängig, z.B. Vorerkrankungen oder Alter und deshalb individuell zu bewerten. Neben messbaren Werten werden auch weitere Kriterien zur Beurteilung von Vitalfunktionen herangezogen. Bei der Atmung z.B. die Atemtiefe, der Atemrhythmus sowie Atemgeräusche oder -geruch. Beim Puls sind es neben der Frequenz der Pulsrhythmus und die Pulsqualität.

## 5.1 Bewusstsein prüfen

Um das Bewusstsein eines Menschen zu prüfen, geht man schrittweise vor.

- Patienten ansprechen oder wecken.
- Bei Verdacht auf eine Bewusstseinsstörung: Fragen zur Orientierung stellen.
- Antworten beurteilen und Reaktionen beobachten.
- Bei Anwendung der Glasgow-Coma-Scale: erreichte Punkte addieren und Ergebnis bewerten.

| Funktionen nach der Glasgow-Coma-Scale | Reaktion des Menschen | Punkte |
|---|---|---|
| Augen öffnen | • spontan<br>• nach Aufforderung<br>• auf Schmerzreiz<br>• keine Reaktion | 4<br>3<br>2<br>1 |
| Sprache | • orientiert, klar<br>• verwirrt<br>• einzelne Wörter<br>• einzelne Laute<br>• keine Reaktion | 5<br>4<br>3<br>2<br>1 |
| Motorik | • nach Aufforderung<br>• gezielte Abwehrbewegung<br>• ungezielte Abwehrbewegung<br>• Beugesynergien<br>• Strecksynergien<br>• keine Reaktion | 6<br>5<br>4<br>3<br>2<br>1 |

| Punkte | Bewertung der Ergebnisse der Glasgow-Coma-Scale |
|---|---|
| 15 | normales Bewusstsein |
| 14 | leichte Bewusstseinseinschränkung |
| 13–9 | mittelschweres Schädel-Hirn-Trauma |
| 8–3 | schweres Schädel-Hirn-Trauma |
| > 7 | leichtes Koma |
| 7–6 | mittelschweres Koma |
| < 6 | tiefes Koma |

Beispiele für Fragen zur Orientierung:

- zur Person: „Wie heißen Sie?“, „Wie geht es Ihnen?“
- zum Ort: „Wo sind Sie gerade?“, „In welcher Stadt befinden wir uns?“
- zur Zeit: „Welcher Tag ist heute?“, „Welche Jahreszeit haben wir?“
- zur Situation: „Wissen Sie, was heute/vorhin passiert ist?“, „Wissen Sie, wer ich bin?“

**Störungen des Bewusstseins:**

- Benommenheit: erweckbar, Orientierung und Reaktion sind verlangsamt.
- Schläfrigkeit (Somnolenz): mit stärkeren Reizen (z. B. an der Schulter rütteln) erweckbar.
- Tiefer Schlaf (Sopor): nur mit sehr starken oder schmerzhaften Reizen erweckbar.
- Sehr tiefer, fester Schlaf (Koma): auch mit stärksten Reizen nicht erweckbar.
- Erstarrung (Stupor): Es fehlt jede geistige oder körperliche Eigenaktivität.
- Teilnahmslosigkeit (Apathie): fehlender Eigenantrieb, dabei wach und ansprechbar.
- Verwirrtheit (Desorientierung): innere oder äußere Unruhe, planloses Handeln.
- Sinnestäuschungen (Halluzinationen): Es werden objektiv nicht vorhandene Sinneseindrucke wahrgenommen (Geräusche, Geschmack, Berührungen, visuelle Eindrücke u. a.).
- Delirium: akute psychische Störung mit Desorientierung, Halluzinationen, ängstlicher Erregung und körperlicher Unruhe. Oft durch Alkoholismus verursacht.

## 5.2 Atmung beobachten

| Atemzüge pro Minute (Normwerte) | |
|---|---|
| Neugeborenes | 40–50 |
| Säugling | 30–40 |
| Kleinkind | 20–30 |
| Schulkind | 16–23 |
| Jugendlicher, Erwachsener | 12–20 |

Die angegebenen Werte dienen als grobe Orientierung. Die Atemfrequenz ist individuell und situationsbedingt unterschiedlich.

**Kriterien zur Beurteilung der Atmung:**

- Atemrhythmus
- Atemfrequenz
- Atemtiefe
- Atemgeräusche
- Atemgeruch

Die normale Atmung erfolgt in einem gleichmäßigen Rhythmus. Sie ist kaum hörbar und erfordert keine Anstrengung.

| **Atemstörungen** | | |
|---|---|---|
| **Störungen** | **Mögliche Ursachen** | **Maßnahmen** |
| vertiefte Atemzüge | akute Stoffwechselstörung (z. B. bei Diabetes mellitus) | Pflegende oder Arzt informieren, Atmung weiter beobachten, für ruhige Umgebung sorgen, Oberkörper leicht erhöht lagern. |
| flache Atemzüge | starke Schmerzen (z. B. nach Rippenbrüchen, Operationen oder bei Lungenentzündung) | |
| sehr schnelle Atmung | Aufregung, Anstrengung, Fieber, Schmerzen, Erkrankungen von Herz oder Lunge | |
| sehr langsame Atmung | Schlaf, Schlafmittel, Vergiftung, Hirndrucksteigerung | |
| Atemgeräusche | behinderte Atmung, Verlegung oder Verengung der Atemwege (z. B. bei Asthma bronchiale) | |
| erschwerte Atmung, Atemnot | Erkrankungen von Herz oder Lunge (z. B. Herzinsuffizienz, Lungenödem) | |

## 5.3 Puls messen

**Material:**
- Uhr mit Sekundenzeiger

**Durchführung:**
- Patient muss ruhig sitzen oder liegen. Anstrengung oder Aufregung vermeiden.
- Puls mit zwei oder drei Fingern (nicht mit dem eigenen Daumen) an der Daumeninnenseite des Handgelenks ertasten (Speichenschlagader).
- Pulswellen 15 Sekunden lang zählen und das Ergebnis mit 4 multiplizieren. Dies ergibt die Pulsfrequenz pro Minute.
- Gemessenen Wert dokumentieren.

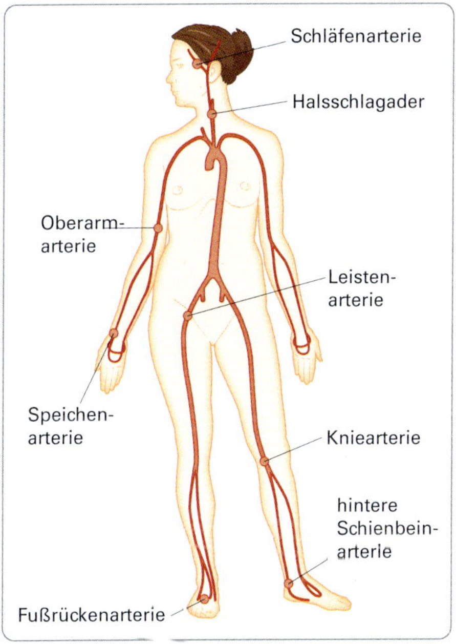


**Abb. 5.1:**
Tastpunkte für den Puls

Wenn der Puls sehr langsam, unregelmäßig oder schlecht zu ertasten ist, wird eine Minute lang gezählt, um ein verlässliches Ergebnis zu erhalten.

„Ich habe Ihren Puls gemessen, Herr Berger. Er beträgt 84 Schläge pro Minute. Das schreibe ich jetzt noch auf."

| Eigenschaft des Pulses | Erklärung | Bewertung |
|---|---|---|
| Frequenz | Häufigkeit der Herzschläge | < 60/min.: Bradykardie<br>> 100/min.: Tachykardie |
| Rhythmus | Gleichmäßigkeit der Herzschläge | rhythmisch oder arrhythmisch |
| Qualität | Füllungszustand der Arterien | kräftiger, harter Puls oder schwacher, weicher Puls (z.B. beim Schock) |

| Pulsfrequenz pro Minute im Wachzustand (Normwerte) | |
|---|---|
| Neugeborenes, Säugling | 100–220 |
| 3. Monat bis 2. Lebensjahr | 80–150 |
| 2. bis 10. Lebensjahr | 70–110 |
| Ab 10. Lebensjahr | 60–90 |
| Erwachsene | 60–80 |

Die Werte dienen der Orientierung. Die Pulsfrequenz ist individuell sehr unterschiedlich und von zahlreichen Faktoren abhängig.

| | Nicht krankhafte Ursachen | Krankhafte Ursachen |
|---|---|---|
| Bradykardie < 60/min. | Sportler mit leistungsfähigem Herz | Reizleistungsstörung des Herzens |
| | im Ruhezustand oder Schlaf | Unterfunktion der Schilddrüse |
| | Nebenwirkung bestimmter Medikamente | |
| Tachykardie > 100/min. | Aufregung, Angst | Fieber |
| | körperliche Anstrengung | Herzinsuffizienz |
| | nach dem Essen | Schock |
| | Kaffee, Tee, Alkohol, Nikotin | Blutarmut |
| | | Sauerstoffmangel |
| | | Austrocknung durch Flüssigkeitsmangel |
| | | Überfunktion der Schilddrüse |

## 5.4 Blutdruck messen

**Material:**

- Blutdruckmanschette
- Stethoskop

„Setzen Sie sich bitte, Herr Berger. Ist es in Ordnung, wenn ich nun Ihren Blutdruck messe? Dann machen Sie bitte Ihren linken Oberarm frei, damit ich die Manschette anlegen kann. ... Und nun legen Sie den Arm bitte locker auf den Tisch. Danke."

**Durchführung:**

- Patienten zur Ruhe kommen lassen. Kleidung am Oberarm entfernen.
- Luftleere Manschette einen Fingerbreit oberhalb der Ellenbeuge straff, aber nicht abschnürend anlegen.
- Ventil schließen. Mit einer Hand aufpumpen, mit der anderen den Puls an der Speichenarterie ertasten.
- Manschette zügig aufpumpen – bis ca. 30 mmHg oberhalb des Wertes, bei dem der Puls verschwindet.
- Membran des Stethoskops im Bereich der Ellenbeuge anlegen.
- Ventil langsam öffnen, sodass der Druck um ca. 3–5 mmHg pro Sekunde sinkt.
- Beim ersten hörbaren pochenden Ton systolischen Blutdruckwert ablesen.
- Beim letzten hörbaren Ton diastolischen Blutdruckwert ablesen.
- Restluft ablassen und Manschette lösen.
- Gemessenen Wert dokumentieren.

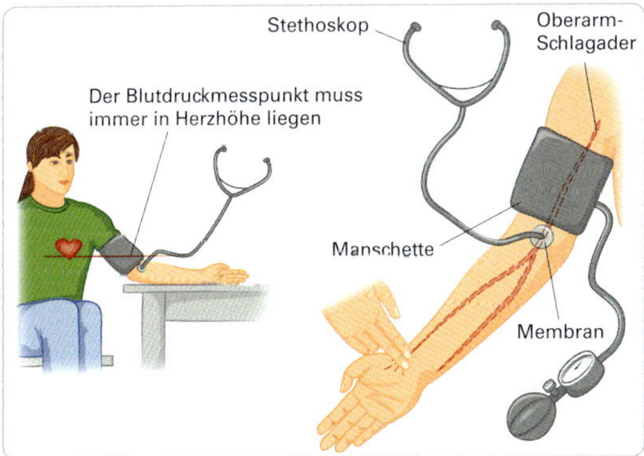


**Abb. 5.2:** Blutdruckmessung

Mit der sog. palpatorischen (tastenden) Messung lässt sich der systolische Blutdruckwert schnell und ohne Stethoskop ermitteln: Ventil langsam öffnen. Beim ersten tastbaren Puls an der Speichenschlagader den systolischen Blutdruckwert ablesen.
Der diastolische Wert ist mit dieser Methode nicht sicher zu ermitteln.

| **Physiologischer Blutdruck in mmHg im Ruhezustand (Normwerte)** | |
|---|---|
| Kleinkind | 95/60 |
| 6. bis 9. Lebensjahr | 100/60 |
| 9. bis 12. Lebensjahr | 110/70 |
| Jugendlicher, Erwachsener | 120/80 |
| Älterer Mensch | 140/90 |

| **Pathologischer Blutdruck (mmHg)** | |
|---|---|
| **Messergebnis** | **Maßnahmen** |
| Systolisch < 100 und/oder diastolisch < 60 = Hypotonie | Pflegefachkraft oder Arzt informieren, Beine hochlagern, RR-Messung wiederholen, Überwachung.<br>Gefahr: Kollaps, Schock |
| Systolisch > 140 und/oder diastolisch > 90 = Hypertonie | Pflegefachkraft oder Arzt informieren, für ruhige Umgebung sorgen, Bettruhe, RR-Messung wiederholen, Überwachung.<br>Gefahr: Bluthochdruck-Krise |

**Häufige Gründe für Messfehler**:

- Kleidung am Oberarm nicht entfernt.
- Manschette zu locker oder zu straff angelegt.
- Manschette zu schwach aufgepumpt.
- Töne sind nicht genau zu hören wegen lauter Umgebungsgeräusche.
- Nochmaliges Hochpumpen während der Messung.
- Zu starkes Aufdrücken des Stethoskops.

## 5.5 Blutzucker messen

Die regelmäßige Blutzuckerkontrolle ist Teil der Therapie des Diabetes mellitus. Wie häufig gemessen werden muss, hängt von der Behandlung ab. Für regelmäßige Messungen gibt es elektronische Messgeräte mit Teststreifen. Sie sind einfach zu handhaben. Die Messung verläuft bei fast allen Geräten nach dem gleichen Schema.

**Material:**

- Händedesinfektionsmittel
- Einmalhandschuhe
- Evtl. warmes Wasser, Waschlappen und Handtuch zur Reinigung der Hände
- Hautdesinfektionsmittel
- Blutzuckermessgerät mit Teststreifen
- Stechhilfe oder Lanzette
- Tupfer, evtl. Pflaster
- Abwurfbehälter

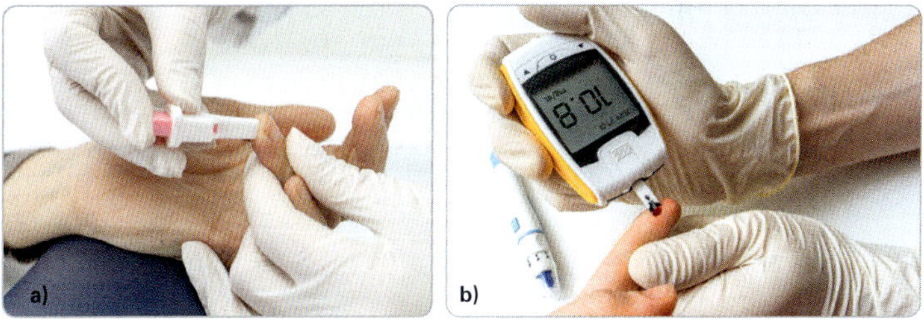

**Abb. 5.3:** Blutzuckermessung: a) Mit einer Stechhilfe kann schnell und schmerzarm Blut gewonnen werden. Durch Drücken des Knopfes wird die Lanzette ausgelöst und durchdringt die Haut. b) Mit dem Teststreifen wird ein Blutstropfen aufgenommen

Vor der Messung kann man den Arm für etwa 1 Minute tief lagern. Auch das Waschen der Hände mit warmem Wasser fördert die Durchblutung der Hände. Das Blut fließt dann leichter aus der Einstichstelle. Das Auspressen des Blutes kann das Messergebnis verfälschen, da hierbei vermehrt Gewebsflüssigkeit austritt.

**Durchführung:**

- Patientenhände waschen.
- Messgerät einschalten und Teststreifen einführen.
- Hautdesinfektionsmittel auf den ausgewählten Finger sprühen oder mit einem Desinfektionstupfer desinfizieren. Desinfektionsmittel einwirken und vollständig abtrocknen lassen (ca. 30 Sekunden).
- Handschuhe anziehen.
- Mit der Stechhilfe seitlich in die Fingerkuppe einstechen. Daumen und Zeigefinger werden für die Blutzuckermessung nicht genutzt, um die Sensibilität in diesen Fingerkuppen nicht zu gefährden.
- Mit dem Teststreifen einen Blutstropfen aufnehmen.
- Akustisches Signal des Messgeräts abwarten und Blutzuckerwert ablesen.
- Einstichstelle mit dem Tupfer fest andrücken (lassen), bis es nicht mehr blutet. Evtl. Pflaster anbieten.
- Stechhilfe in speziellem Abwurfbehälter entsorgen.
- Messwert und Zeitpunkt dokumentieren.
- Abhängig vom ermittelten Blutzuckerwert kann im Anschluss eine Insulininjektion durchgeführt werden (siehe Seite 147).

„Ich steche nun einmal mit der Stechhilfe seitlich in Ihren linken Mittelfinger, Frau Taler. Das pikst einmal kurz. Sie kennen das ja schon. Falls es nachblutet, gebe ich Ihnen einen Tupfer. In Ordnung? ... Dann geht es jetzt los."

| **Blutzuckerwerte in mg/dl (mmol/l) bei stoffwechselgesunden Menschen** | | | |
|---|---|---|---|
| Unterzucker (Hypoglykämie) | Normbereich | | Überzucker (Hyperglykämie) |
| | vor dem Essen | nach dem Essen | |
| <60 (<3,3) | 60–100 (3,3–5,6) | 100–140 (5,6–7,8) | >140 (>7,8) |

## 5.6 Körpertemperatur messen

**Material:**

- Thermometer mit Schutzhülle bzw. -kappe zum Wechseln

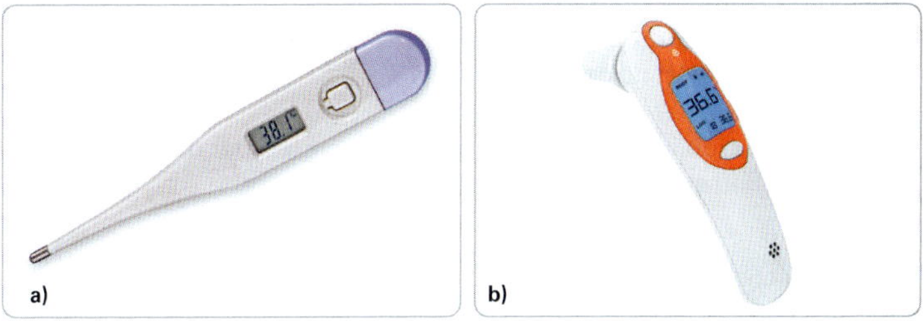


**Abb. 5.4:** Das digitale Fieberthermometer (a) eignet sich für die rektale, axillare und orale Messung. Das Infrarot-Thermometer (b) ist für die Messung am Ohr und an der Schläfe geeignet.

**Durchführung rektal:**

- Einwilligung des Patienten einholen.
- Patient liegt in Bauch- oder Seitenlage.
- Thermometer mit leichter Drehbewegung in den Enddarm einführen.
- Bei unruhigen Personen und Kindern Thermometer festhalten.
- Akustisches Signal abwarten. Ergebnis ablesen (= Körperkerntemperatur).
- Schutzhülle entsorgen.
- Gemessenen Wert dokumentieren.

**Durchführung am Ohr:**

- Oberen Rand der Ohrmuschel schräg nach oben ziehen.
- Messspitze an die Öffnung des Gehörgangs halten. Thermometer behutsam mit leichter Hin- und Herbewegung in den Gehörgang einführen, bis der Gehörgang ganz abgeschlossen ist.
- Akustisches Signal abwarten. Ergebnis ablesen.
- Schutzkappe entsorgen.
- Gemessenen Wert dokumentieren.

**Durchführung axillar:**

- Spitze des Thermometers in der trockenen Achselhöhle platzieren.
- Bei Bedarf zuvor Schweiß abwischen.
- Akustisches Signal abwarten. Ergebnis ablesen (ca. 0,5 °C niedriger als die Körperkerntemperatur).
- Schutzhülle entsorgen.
- Gemessenen Wert dokumentieren.

▶

**Durchführung oral/sublingual (selten):**
- Spitze des Thermometers unter die Zunge legen.
- Mund geschlossen halten.
- Akustisches Signal abwarten. Ergebnis ablesen (ca. 0,2 °C niedriger als die Körperkerntemperatur).
- Schutzhülle entsorgen.
- Gemessenen Wert dokumentieren.

Die orale/sublinguale Messung ist ungeeignet bei unruhigen Patienten und solchen mit Hustenreiz oder Atemnot.

„Ich ziehe jetzt ein wenig an Ihrem Ohr, Herr Berger. Dann kann ich das Thermometer besser in den Gehörgang einführen. Nach dem Signal lese ich die Temperatur ab. ... 39,4 °C. Ich werde die Pflegefachkraft über den Wert informieren, Herr Berger."

| **Messergebnisse** | |
|---|---|
| 36,5–37,5 °C | normale Körperkerntemperatur |
| > 37,5–38 °C | erhöhte Temperatur |
| > 38–39 °C | Fieber |
| > 39 °C | hohes Fieber |

## 5.7 Menschen mit Fieber beobachten

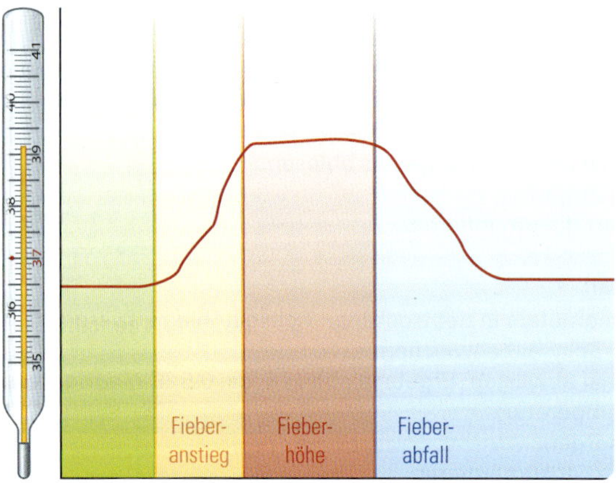


**Abb. 5.5:** Fieberverlauf

| Symptome und Maßnahmen während der Fieberphasen | |
|---|---|
| Während des Fieberanstiegs | Symptome<br>• ansteigende Körpertemperatur<br>• erhöhte Pulsfrequenz<br>• Zittern, evtl. Schüttelfrost |
| | Maßnahmen<br>• nach Wunsch des Patienten: Decke, Wärmflasche oder warme Getränke reichen<br>• Temperaturkontrolle<br>• Kontrolle der Vitalfunktionen<br>• bei rasch steigendem Fieber oder Schüttelfrost: Pflegefachkraft oder Arzt informieren |
| Während der Fieberhöhe | Symptome<br>• ausgeprägtes Krankheitsgefühl<br>• Müdigkeit, Schwäche, Verwirrtheit<br>• trockene, heiße Haut<br>• weder Hunger noch Durst |
| | Maßnahmen<br>• Bettruhe<br>• viel trinken lassen (mehrere Liter Flüssigkeit am Tag, z. B. ungesüßten Tee oder Wasser)<br>• Temperaturkontrolle<br>• regelmäßig lüften<br>• Wärmespender entfernen<br>• leichte, fettarme Wunschkost anbieten<br>• bei Bedarf lauwarme Abwaschungen<br>• bei feuchter, verschwitzter Wäsche: (Bett-)Wäsche wechseln<br>• bei >39 °C Wadenwickel durchführen<br>• Kontrolle der Vitalfunktionen |
| Während des Fieberabfalls | Symptome<br>• Patient schwitzt stark<br>• Patient fühlt sich schwach, möchte sich ausruhen oder schlafen<br>• Haut weniger heiß als zuvor |
| | Maßnahmen<br>• Kontrolle der Vitalfunktionen<br>• Temperaturkontrolle<br>• Betroffenen zum Trinken auffordern<br>• kohlenhydratreiche Nahrung anbieten |

# 6 Körperpflege vorbereiten und durchführen

Mit der Körperpflege werden – teils bewusst, teils unbewusst – mehrere Ziele verfolgt. Zum einen trägt ein gepflegtes Erscheinungsbild zu einer positiven Ausstrahlung und einem guten „ersten Eindruck" bei. Zum anderen soll die Körperpflege die Haut intakt halten und das eigene Wohlbefinden steigern. Ziel einer fachgerechten Unterstützung bei der Körperpflege ist es außerdem, Infektionen, z. B. der Lunge, Harnwege oder Mundhöhle zu vermeiden.
Wie diese unterschiedlichen Pflegeziele erreicht werden, hängt auch von individuellen Gewohnheiten der Patienten ab. Wie oft wird geduscht, rasiert, wie oft werden die Haare gewaschen, die Nägel gekürzt und die Kleidung gewechselt? Für Pflegende kommt es darauf an, die Vorlieben und Gewohnheiten eines Patienten bei der Körperpflege zu berücksichtigen, ohne dabei pflegerische Standards und Notwendigkeiten zu vernachlässigen. Je nach pflegerischer Indikation, Allgemeinzustand und Hilfebedarf des Patienten wird eine Teil- oder Ganzkörperpflege, im Bett, am Waschbecken oder in der Dusche oder Wanne durchgeführt.

## 6.1 Kleidung an- und ausziehen

### Oberteil ausziehen

- Patienten in Oberkörperhochlage bringen.
- Verschlüsse öffnen.
- Oberteil so weit wie möglich kopfwärts hochziehen.

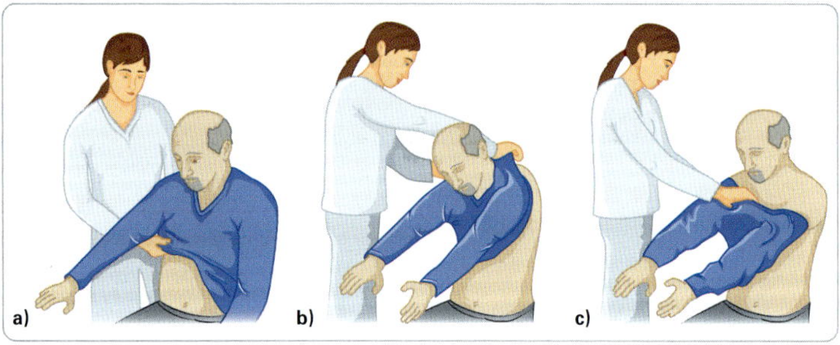


**Abb. 6.1:** **a, b, c:** Hilfe beim Auskleiden

- Wenn möglich: Patienten bitten, die Arme nach vorn zu strecken und den Kopf zu beugen.
- Am Rücken bis zum Halsausschnitt unter die Kleidung fassen.
- Bekleidung erst über den Kopf, dann über die Arme ziehen.

## Oberteil anziehen

- Ärmel raffen und nacheinander über beide Arme schieben.
- Anschließend Kleidung über Kopf und Oberkörper ziehen.
- Verschlüsse schließen.

Grundsätzlich gilt für alle Tätigkeiten beim Aus- und Anziehen: Wahren Sie die Intimsphäre und sorgen Sie für Sichtschutz. Ist der Patient auf einer Seite in der Bewegung eingeschränkt,z. B. nach einem Schlaganfall, dann gilt: Beim Entkleiden mit der gesunden Seite beginnen, beim Ankleiden mit der erkrankten Seite. Verbände und Schläuche nicht knicken, nicht daran ziehen. Immer zuerst die Schläuche durch Ärmel oder Hosenbein führen, danach die Gliedmaßen.

## Unterteil ausziehen

Beim liegenden Patienten:

- Schuhe und Strümpfe ausziehen.
- Verschlüsse öffnen.
- Unterteil möglichst weit unter das Gesäß schieben.
- Kleidung anschließend vom Oberschenkel aus über die Fußgelenke schieben und ausziehen.

## Unterteil anziehen

Beim liegenden Patienten:

- Hosenbeine raffen.
- Nacheinander über beide Füße bis zum Oberschenkel hochziehen.
- Patienten bitten, die Beine aufzustellen und das Gesäß anzuheben.
- Hose über das Gesäß ziehen.
- Verschlüsse schließen.
- Strümpfe und Schuhe anziehen.

„Ich möchte Ihnen gern beim Anziehen der Hose helfen, Herr Berger. Stellen Sie bitte Ihre Beine auf. Jetzt heben Sie das Gesäß ein wenig an. Dann kann ich die Hose darüber ziehen. Sehr gut haben Sie das gemacht. Reißverschluss zu, fertig. Jetzt ziehe ich Ihnen noch Strümpfe und Schuhe an, in Ordnung?"

## 6.2 Ganzkörperpflege am Waschbecken

**Material:**

- Stabiler Hocker oder Stuhl
- 2 Waschlappen
- 3 Handtücher
- Handschuhe
- Evtl. Badetücher zum Bedecken bzw. als Schutz vor Auskühlung
- Auf Wunsch: Waschzusatz nach Wahl des Patienten
- Körperlotion oder Gesichtscreme und Deo nach Wahl des Patienten
- Abwurfbehälter für benutzte Handtücher und Wäsche
- Frische Kleidung
- Evtl. Sichtschutz

**Durchführung:**

Wann immer es möglich ist, beteiligen Sie den Patienten bei der Körperpflege, um seine Selbstständigkeit zu fördern: Ziehen Sie ihm den Waschlappen über die Hand und führen Sie diese wenn nötig.

- Zugluft vermeiden, Raumtemperatur nach Wunsch des Patienten einstellen (Richtwert ca. 25 °C).
- Materialien in Reichweite bereitlegen.
- Zunächst Möglichkeit geben, Blase und Darm zu entleeren.

Erfragen Sie, ob der Patient die Mund- und Zahnpflege vor oder nach der Ganzkörperpflege wünscht.

- Tür schließen, für Sichtschutz sorgen.
- Eigene Hände waschen und desinfizieren.
- Handtuch auf den Hocker legen und Patienten setzen lassen.
- Patienten entkleiden, dabei vor Auskühlung schützen. Möglichst nur die Bereiche entkleiden, die gerade gewaschen werden.
- Handschuhe anziehen.
- Bei Wassertemperatur und Reihenfolge der Waschung die Wünsche des Patienten berücksichtigen (Richtwert ca. 37 °C). Wenn die gewünschte Reihenfolge hygienischen Regeln widerspricht, den Patienten hierüber informieren und einen Kompromiss finden.

„Herr Berger, fühlen Sie bitte mal. Ist die Wassertemperatur so angenehm für Sie?"

**Sinnvolle Waschreihenfolge:**
Gesicht und Hals – Hände, Arme und Achselhöhlen – Brust, Bauch, Schultern und Rücken – Füße und Beine – Wasser-, Waschlappen-, Handtuch- und Handschuhwechsel – Genitalbereich – Gesäß und Analbereich

- Bei Verwendung von Seife, Duschgel o.Ä.: Stets mit klarem Wasser nachwaschen.
- Zur Förderung des Blutrückflusses: Extremitäten möglichst herzwärts waschen und abtrocknen.
- Haut abschnittweise abtrocknen.
- Hautfalten und Zwischenräume (z.B. zwischen den Zehen) besonders sorgfältig abtrocknen und beobachten, bei Rötungen: Pflegeperson informieren.
- Auf Wunsch des Patienten Körperlotion/Gesichtscreme/Deo auftragen.
- Materialien fachgerecht und hygienisch entsorgen.
- Eigene Hände desinfizieren.
- Im Anschluss an die Waschung können Haarpflege, Mund- und Zahnpflege, Rasur und Nagelpflege durchgeführt werden.

## 6.3 Ganzkörperpflege im Bett

**Material:**
- 2 Waschschüsseln
- 2 Waschlappen
- 2 Handtücher zum Abtrocknen, 1 großes Handtuch zum Unterlegen
- Waschzusatz nach Wahl des Patienten
- Handschuhe für die Reinigung des Genital- und Analbereichs
- Abwurfbehälter für benutze Handtücher und Wäsche
- Körperlotion oder Gesichtscreme und Deo nach Wahl des Patienten
- Evtl. frische Bettwäsche
- Frische Kleidung
- Sichtschutz

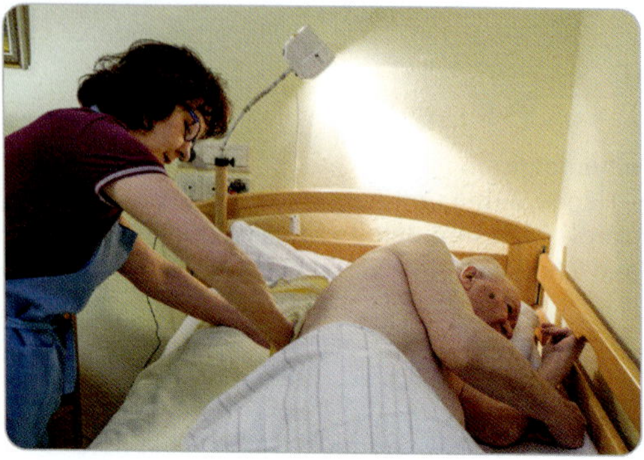

**Abb. 6.2:** Waschen des Rückens in Seitenlage

**Durchführung:**

- Zugluft vermeiden, Raumtemperatur nach Wunsch des Patienten (ca. 25 °C).
- Materialien in Reichweite bereitlegen.
- Zunächst Möglichkeit geben, Blase und Darm zu entleeren.
- Tür schließen, für Sichtschutz sorgen.
- Eigene Hände waschen und desinfizieren.
- Pflegebett auf Hüfthöhe bringen um rückenschonend zu arbeiten.
- Zur Wahrung der Intimsphäre immer nur den Teil des Körpers aufdecken, der gerade gewaschen wird.
- Bettwäsche und Bett vor Nässe schützen, indem ein Handtuch oder Badetuch untergelegt wird.
- Eine Schüssel mit warmem Wasser und mit einem Waschzusatz nach Wunsch des Patienten befüllen. Die zweite Schüssel enthält warmes Wasser zum Beseitigen von Rückständen des Waschzusatzes.
- Waschzusatz erst nach der Reinigung des Gesichts hinzugeben. Anschließend mit klarem Wasser abwaschen.
- Der Patient soll beim Waschen so viel wie möglich selbstständig übernehmen. Waschlappen über die Hand ziehen und wenn nötig Hand führen.
- Bei der Ganzkörperwaschung schrittwiese vorgehen. Körperteile immer nur so lange wie nötig aufdecken, sofort abtrocknen und dem Patienten anschließend frische Kleidung anziehen.
- Die Reihenfolge beim Waschen richtet sich nach den Wünschen des Patienten. Wenn diese hygienischen Regeln widerspricht, den Patienten hierüber informieren und einen Kompromiss finden (sinnvolle Waschreihenfolge siehe Seite 79).

- Zur Reinigung von Schultern und Rücken gilt: Wenn der Patient sich dazu auf die Bettkante setzen kann, unterstützen Sie ihn dabei. Kann er dies nicht, drehen Sie den Patienten auf die von Ihnen abgewandte Seite. Das Schutzhandtuch legen Sie auf Ihre Seite vor den Rücken. Danach Seitenwechsel.

Der Lagewechsel beim Aufsetzen auf die Bettkante kann bei liegenden Patienten zu Kreislaufproblemen und Schwindel führen. Warten Sie deshalb einen Moment mit dem Waschen des Rückens und halten Sie den Patienten an den Schultern.

Zum Waschen des Genital- und Analbereichs werden Wasser, Waschlappen und Handtücher gewechselt. Handschuhe anziehen.

- Hautfalten und Zwischenräume (z.B. zwischen den Zehen) besonders sorgfältig abtrocknen und beobachten; bei Rötungen: Pflegeperson informieren.
- Haut abschnittweise abtrocknen.
- Darauf achten, dass keine Reste von Waschzusatz auf der Haut zurückbleiben.
- Auf Wunsch des Patienten Körperlotion/Gesichtscreme/Deo auftragen.
- Materialien fachgerecht und hygienisch entsorgen.
- Eigene Hände desinfizieren.
- Im Anschluss an die Waschung können Haarpflege, Mund- und Zahnpflege, Rasur und Nagelpflege durchgeführt werden.

Waschungen können eine **belebende** oder **beruhigende Wirkung** auf den Menschen haben. Für eine belebende Wirkung, z.B. bei depressiven, somnolenten oder bewusstlosen Patienten wäscht die Pflegende mit dem Waschlappen entgegen der Haarwuchsrichtung und benutzt anschließend ein etwas raues Handtuch zum Abtrocknen in gleicher Richtung.

Ist der Patient unruhig, z.B. durch eine Demenz oder zeigt er eine erhöhte Muskelanspannung, z.B. nach einem Schlaganfall, wäscht die Pflegekraft mit dem Waschlappen in Richtung des Haarwuchses und benutzt anschließend ein weiches, eventuell vorgewärmtes Handtuch zum Abtrocknen in gleicher Richtung.

## 6.4 Hautbeobachtung

Vor und während der Unterstützung bei der Körperpflege ist es wichtig, den Hautzustand des zu Pflegenden zu beobachten und zu beurteilen. Oftmals kann dieser Veränderungen der Haut aufgrund von eingeschränkter Bewegungs- oder Sehfähigkeit nicht gut genug erkennen. Auf folgende Aspekte sollte regelmäßig geachtet werden:

- Hautfarbe und Hauttemperatur
- Hautbeschaffenheit, z.B. trocken, schuppig, feucht oder aufgeweicht
- Spannungszustand
- Erkrankungen und Schäden der Haut, z.B. durch Entzündungen, Pilzinfektionen, Wunden
- Hautveränderungen im Bereich von Kathetern, Sonden oder Drainagen
- Missempfindungen der Haut, z.B. Überempfindlichkeit, Juckreiz, Taubheitsgefühl
- Schweißbildung
- Veränderung an Haaren und Nägeln

Die **Hautfarbe** wird durch das Ausmaß der Durchblutung, die Hautdicke sowie die Pigmentierung beeinflusst. Bei hellhäutigen Menschen ist sie leicht rosig. Farbveränderungen können auf eine Erkrankung hindeuten.

| **Krankhafte Veränderungen der Hautfarbe** | |
|---|---|
| **Beobachtungen** | **Mögliche Ursachen** |
| Rötung (durch eine gesteigerte Durchblutung) | • Fieber<br>• lokale Entzündungen<br>• Bluthochdruck |
| Blässe (durch eine verringerte Durchblutung) | • Kälteeinwirkung<br>• Blutarmut (Anämie)<br>• örtlich begrenzt: arterielle Durchblutungsstörung |
| Zyanose (durch einen verringerten Sauerstoffgehalt im Blut) | • Unterkühlung<br>• Herzinsuffizienz<br>• Atemnot |
| Ikterus (durch den Übertritt von Gallenbestandteilen in Blut und Haut) | • Erkrankungen der Leber oder der Gallenblase |

Die junge, gesunde Haut ist elastisch und faltenfrei. Im Alter nimmt der **Spannungszustand** der Haut ab. Ursachen hierfür sind:

- natürliche Faltenbildung an stark beanspruchten Körperstellen, z.B. Gesicht, Hände,
- trockene Haut, die nicht genügend mit Feuchtigkeit versorgt wird,
- Flüssigkeitsmangel (Dehydratation) durch zu geringe Flüssigkeitsaufnahme bzw. abnehmendes Durstgefühl im Alter.

Das Ausmaß einer **Dehydratation** lässt sich testen, indem z.B. am Unterarm eines Pflegebedürftigen eine Hautfalte anhebt und wieder loslässt. Bei dehydrierten Menschen bleibt die Hautfalte zunächst kurz stehen (= niedriger Hautturgor).
Ein Ödem ist erkennbar, wenn für einige Sekunden eine Delle auf der Haut zurückbleibt, nachdem man zuvor das Gewebe mit einem Finger eingedrückt hat.

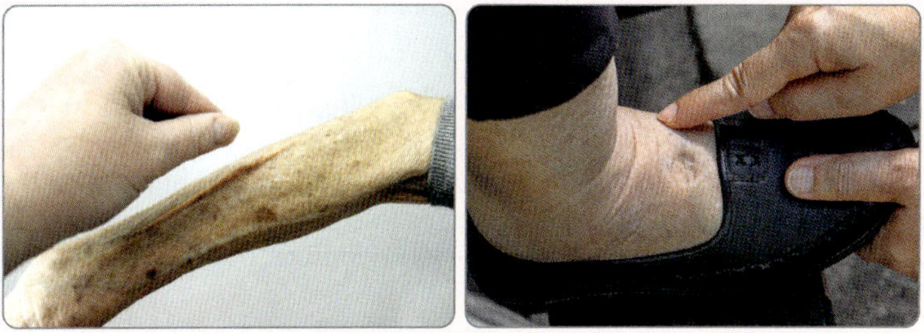

**Abb. 6.3:** Falten- und Dellenbildung der Haut durch Dehydratation und Ödem

Auch eine übermäßig gespannte Haut weist in der Regel auf krankhafte Veränderungen hin. Ursache können Wassereinlagerungen im Gewebe (Ödeme) sein. Ödeme können entstehen durch:

- Herz- oder Niereninsuffizienz
- Störungen im Abfluss der Lymphflüssigkeit
- Mangel an einem bestimmten Eiweiß (Albumin) im Blut, welches die Flüssigkeitsverteilung im Körper reguliert

Ödeme weisen meist auf eine ernst zu nehmende Erkrankung hin. Der Zeitpunkt des Auftretens sowie das Ausmaß der Ödeme müssen deshalb dokumentiert und ein Arzt verständigt werden.

## 6.5 Hautpflege

Ziel der Hautpflege ist es, den Stoffwechsel der Haut anzuregen, die intakte Haut zu fördern, sie wiederherzustellen oder sie vor UV-Strahlen zu schützen.

**Material:**
- Hautpflegemittel
- Handschuhe
- Evtl. Handtuch oder Badetuch

**Durchführung:**

Die Hautpflege findet zumeist nach dem Waschen, Baden oder Duschen statt oder nach Bedarf, z. B. zum Nachcremen trockener Hautpartien oder vor dem Aufenthalt in der Sonne.
- Patienten eine bequeme Haltung einnehmen lassen. Die zu behandelnde Körperfläche muss gut zugänglich sein.
- Handschuhe anziehen.
- Pflegemittel in geeigneter Menge in die hohle Hand geben.
- Pflegemittel mit kreisenden Bewegungen unter Beachtung eventueller Besonderheiten einreiben (Gebrauchsinformation beachten).
- Wenn noch Zeit benötigt wird, bis das Pflegemittel in die Haut einzieht, wird die unbekleidete Haut mit einem Handtuch oder Badetuch abgedeckt, damit der Patient nicht auskühlt.

| Pflegemittel | | |
|---|---|---|
| Emulsion | 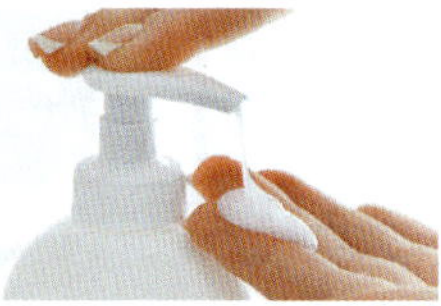 | Wasser-in-Öl-Emulsion: Der Ölanteil ist höher als der Wasseranteil. Wasseranteile sind vom Öl umschlossen. Diese Emulsion ist luft- und wärmedurchlässig und hat eine rückfettende Wirkung.<br>Öl-in-Wasser-Emulsion: Der Wasseranteil ist höher als der Ölanteil. Ölanteile sind vom Wasser umschlossen. Diese Emulsion zieht leicht ein, bildet keinen Fettfilm auf der Haut und hat einen leicht kühlenden Effekt. |
| Creme | 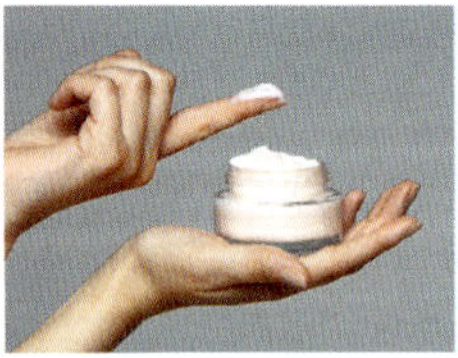 | Cremes haben einen hohen Wasseranteil. Je nach Inhaltsstoff und Zusammensetzung sind sie für unterschiedliche Körperbereiche, z. B. Hände, Füße, Gesicht verfügbar. Es gibt sie in beiden Emulsionsformen. |

| Pflegemittel | | |
|---|---|---|
| Lotion | 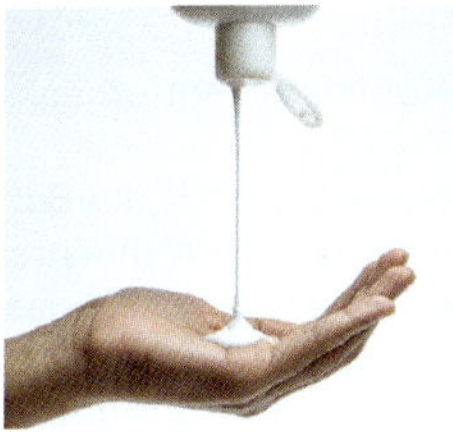 | Lotionen sind flüssiger als Cremes und lassen sich deshalb leichter auf großen Hautpartien verteilen. Es gibt sie in beiden Emulsionsformen. |
| Salbe | 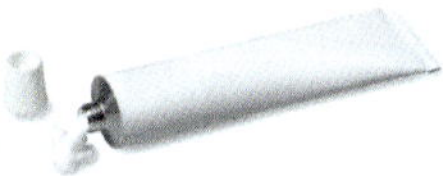 | Salben haben einen hohen Fettanteil und erschweren dadurch den Luft- und Wärmedurchtritt. Salben eignen sich vor allen für trockene oder rissige Haut. |
| Sonnenschutz-Produkte | 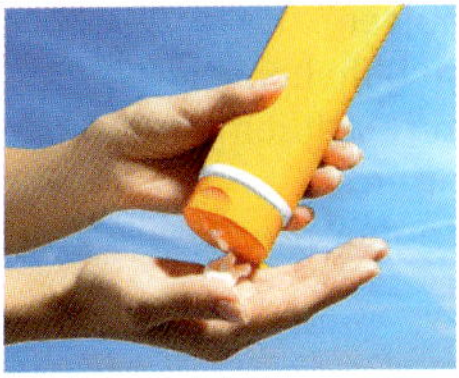 | Die Wirkung von Produkten zum Sonnenschutz beruht auf Filtersubstanzen, die die UV-Strahlen der Sonne von der Haut fernhalten. Es gibt sie in unterschiedlichen Darreichungsformen (Creme, Lotion, Spray). Produkte mit hohem Lichtschutzfaktor (>30) sind zu empfehlen, insbesondere für sämtliche unbekleidete Körperregionen. |

Viele Kosmetika enthalten Alkohol. Dieser sorgt für einen kühlenden und erfrischenden Effekt. Er trocknet die Haut bei dauerhafter Anwendung allerdings aus.

## 6.6 Haarwäsche im Bett

**Materialien:**

- Mobile Haarwaschwanne mit Auffanggefäß
- Gummiunterlage
- 2–3 Handtücher
- Shampoo, evtl. Spülung
- Bürste bzw. Kamm, ggf. Haarspangen, Spiegel
- Litermaß mit warmem Wasser
- Handschuhe
- Abwurfbehälter für Müll und Wäsche

**Durchführung:**

- Zugluft vermeiden, Raumtemperatur nach Wunsch des Patienten (Richtwert ca. 25 °C).
- Oberkörper des Patienten entkleiden, Kopfkissen entfernen.
- Oberkörper des Patienten anheben.
- Gummiunterlage und Haarwaschwanne am Kopfende des Bettes platzieren. Im Bereich des Nackens ein Handtuch auf den Wannenrand legen.
- Oberkörper und Kopf des Patienten wieder so absenken, dass der Kopf dabei nicht überstreckt wird.
- Das Ende des Ablaufschlauchs im Auffanggefäß platzieren.
- Patienten soweit wie möglich zudecken.
- Handschuhe anziehen.
- Mit Shampoo und einem Litermaß mit warmem Wasser (Shampoo und Wassertemperatur nach Wunsch des Patienten) Haare schamponieren und rückstandsfrei auswaschen. Darauf achten, dass kein Wasser ins Gesicht läuft (Stirn mit einer Hand schützen).
- Füllstand des Auffanggefäßes im Auge behalten.
- Danach den Kopf anheben, mit einem Handtuch umwickeln und Haarwaschwanne und Gummiunterlage entfernen.
- Patienten wenn möglich entspannt aufsetzen, Haare frottieren und kämmen, evtl. föhnen.

„Frau Taler, ich helfe Ihnen jetzt, Ihren Oberkörper ein bisschen anzuheben. Meine Kollegin legt dann zuerst eine Unterlage in Ihr Bett, dann die Haarwaschwanne darauf... ein Handtuch über den Rand – fertig. Jetzt können Sie sich wieder langsam zurücklegen ... Ich stütze Sie dabei."

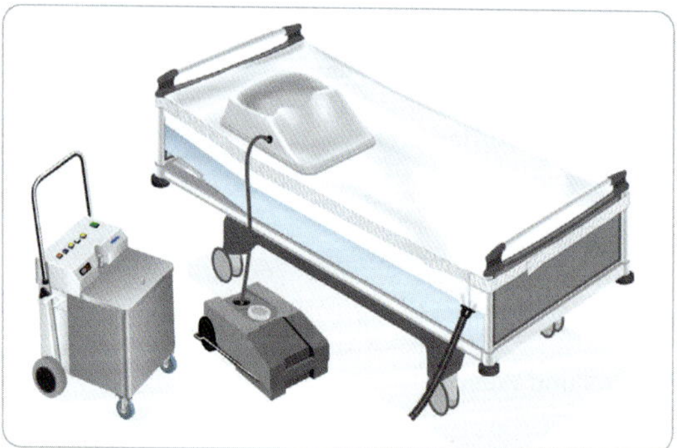

**Abb. 6.4:** Eine mobile Haarwaschwanne erleichtert die Haarwäsche im Bett.

## 6.7 Augen, Nase und Ohren reinigen

### Augen reinigen

**Material:**

- Lauwarmes Wasser oder physiologische Kochsalzlösung (NaCl 0,9 %)
- 2 keimarme Kugeltupfer je Auge. Bei starken Verschmutzungen oder Verklebungen mehr. Bei gesunden Augen kann ein sauberer, fusselfreier Waschlappen genutzt werden.
- Abwurfschale
- Bei Verdacht auf eine infektiöse Augenerkrankung: Handschuhe tragen.

**Durchführung:**

- Kopf des Patienten leicht nach hinten beugen.
- Tupfer mit warmem Wasser oder NaCl befeuchten.
- Auge mit dem feuchten Tupfer vom äußeren zum inneren Augenwinkel auswischen. Dabei Verklebungen o. Ä. vorsichtig lösen. Nicht reiben!
- Tupfer wechseln. Jeden Tupfer nur einmal benutzen. Bei gesunden Augen anderen Teil des Waschlappens verwenden.
- Anderes Auge reinigen. Ist ein Auge infiziert, wird dieses zum Schluss gereinigt.

### Nase reinigen

**Material:**

- Physiologische Kochsalzlösung (NaCl 0,9 %)
- Lauwarmes Wasser
- Mehrere Watteträger
- Waschlappen
- Abwurfschale
- Bei nässendem Sekret: Handschuhe tragen.

**Durchführung:**

- Kopf des Patienten leicht nach hinten beugen.
- Watteträger mit Kochsalzlösung befeuchten.
- Watteträger mit leicht drehender Bewegung in das Nasenloch einführen und (verkrustetes) Nasensekret aufnehmen.
- Die Nase nur im Bereich der Nasenflügel reinigen, nicht tiefer.
- Watteträger nach unten zeigend aus der Nase nehmen.
- Vorgang mit neuem Watteträger wiederholen, bis kein Nasensekret mehr anhaftet.
- Nase von außen mit warmem Wasser und Waschlappen reinigen.

▶

### Ohren reinigen

**Material:**

- Lauwarmes Wasser
- Waschlappen
- Wattestäbchen
- Evtl. kleine ölgetränkte Kompressen
- Abwurfschale

**Durchführung:**

- Das Ohr von innen nach außen reinigen. Mit einem feuchten (nicht nassen) Waschlappen die innere Ohrmuschel reinigen. Bei sehr kleinen oder engen Ohrmuscheln Wattestäbchen verwenden.
- Ohrenschmalz, der aus dem Gehörgang austritt, mit einem Wattestäbchen aufnehmen. Mit Wattestäbchen nicht in den Gehörgang vordringen!
- Evtl. Verkrustungen mit einer ölgetränkten Kompresse einweichen und lösen.
- Danach die äußere Ohrmuschel mit warmem Wasser und Waschlappen reinigen. Stets darauf achten, dass kein Wasser in den Gehörgang eindringt.

## 6.8 Zahnpflege mit Mundinspektion

**Material:**

- Zahnputzbecher, Zahnbürste und fluoridhaltige Zahnpasta
- Wasserbecher
- Zahnseide, Zahnzwischenraumbürsten
- Handtuch
- Evtl. Nierenschale
- Kleine Taschenlampe, Spatel und Mundspiegel für die Mundinspektion
- Handschuhe
- Evtl. Zungenschaber/Zungenbürste
- Evtl. Lippenpflegestift

**Durchführung am Waschbecken:**

„Vorm Zubettgehen möchte ich Ihnen noch beim Zähneputzen helfen, Herr Berger. Ich lege jetzt das Handtuch über Ihren Oberkörper, damit nichts schmutzig wird. Sie können schon mal Ihre Zahnprothese herausnehmen und in der Schale ablegen.“

- Zum Schutz vor Verschmutzung Handtuch auf Brust bzw. Oberkörper des Patienten legen.
- Evtl. vorhandenen Zahnersatz entnehmen, in der Nierenschale ablegen und anschließend reinigen (siehe Seite 91).
- Wasserbecher zum Mundausspülen anreichen.
- Mit der Taschenlampe in den Mundraum des Patienten leuchten.
- Mithilfe des angefeuchteten Spatels und Mundspiegels alle Bereiche der Mundhöhle inspizieren.

Inspektion der Mundhöhle
- Sind Speisereste oder harte Zahnbeläge (Zahnstein) vorhanden?
- Sind Zahnfleischentzündungen erkennbar?
- Sind Rötungen, Blutungen oder Beläge auf der Schleimhaut vorhanden?
- Ist Mundgeruch bemerkbar?
- Wie ist der Zustand der Lippen (trocken, spröde, rissig)?

- Patienten nach Möglichkeit zum selbstständigen Putzen motivieren und anleiten. Dabei seine Gewohnheiten und Wünsche berücksichtigen. Bei Bedarf nachputzen. Andernfalls die Zahnpflege zweimal täglich wie folgt durchführen:
- Der Patient sitzt aufrecht vor dem Waschbecken oder im Bett. Die Pflegefachperson stellt sich seitlich oder hinter den Patienten. So sind die Bewegungen den eigenen Zahnputzbewegungen am ähnlichsten. Kopf des Patienten mit einer Hand am Hinterkopf stützen.
- Zahnzwischenräume zuerst mit Zahnseide und/oder Zahnzwischenraumbürsten reinigen, damit das Fluorid der Zahnpasta anschließend in die Zwischenräume gelangen kann.
- Eine etwa erbsengroße Menge Zahnpasta auf die Bürste auftragen.
- Bei der anschließenden Zahnreinigung systematisch (z. B. nach dem KAI-Schema) vorgehen:
  - Zuerst die **K**auflächen mit schrubbenden Bewegungen reinigen.
  - Dann die **A**ußenflächen mit kreisenden und auswischenden Bewegungen reinigen.
  - Mit den **I**nnenflächen ebenso verfahren.
  - Stets nur wenig Druck ausüben und die Zahnbürste waagerecht halten. Ausnahme: Für die Reinigung der Innenseiten der Frontzähne die Zahnbürste senkrecht nach unten bzw. oben halten.

▶

## Durchführung der Zahnreinigung

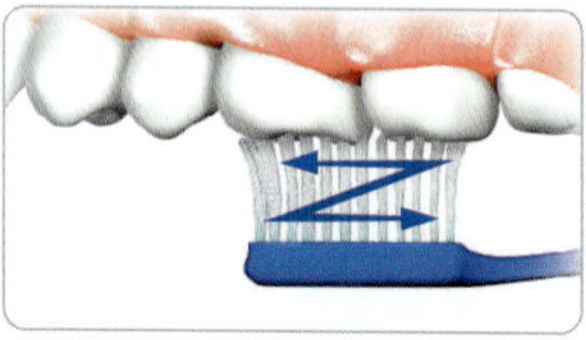

**Abb. 6.5:**
Die Kauflächen mit schrubbenden Bewegungen reinigen.

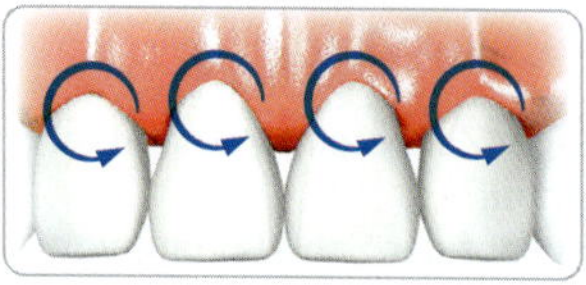

**Abb. 6.6:**
An den Außen- und Innenflächen mit kreisenden Bewegungen Beläge lösen.

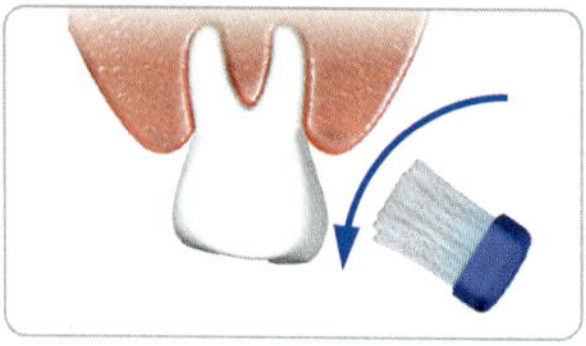

**Abb. 6.7:**
Anschließend gelösten Zahnbelag vom Zahnhals zur Zahnkrone hin auswischen.

Trinkwasser mit ein wenig Zitronensaft ist eine erfrischende Mundspülflüssigkeit. Die Zitronensäure wirkt gegen Mundtrockenheit und Mundgeruch. Da sie den Zahnschmelz angreift, anschließend mit klarem Wasser nachspülen.

- Wasserbecher zum Mundausspülen anreichen.
- Auf Wunsch die Zunge mit einem Zungenschaber/Zungenbürste reinigen, um Beläge zu entfernen und Mundgeruch vorzubeugen.
- Erneut Wasserbecher zum Mundausspülen anreichen.
- Bei Bedarf Lippenpflege auftragen.

Fachverbände und Zahnärzteorganisationen empfehlen derzeit unterschiedliche Zahnputzsysteme (hier: KAI) und Zahnputztechniken. Studien zeigen, dass im Ergebnis keine nennenswerten Unterschiede zwischen den verschiedenen Zahnputztechniken festzustellen sind. Die hier beschriebene Methode ist praktikabel wenn eine pflegebedürftige Person bei der Reinigung der Zähne unterstützt wird.

Zahnbürsten mit verdickten Griffen eignen sich gut für Personen mit eingeschränkter Feinmotorik. Grundsätzlich gilt: Jede Zahnbürste sollte nach etwa 8 Wochen gewechselt werden. Wenn sich die Borsten seitlich abbiegen, auch schon früher. Zweimal jährlich sollte ein Kontrolltermin beim Zahnarzt erfolgen.

## 6.9 Prothesenreinigung

**Material:**

- Teil- oder Vollprothese
- Prothesenbürste (ersatzweise weiche Zahnbürste)
- Flüssigseife oder Paste zur Prothesenreinigung (keine Zahnpasta verwenden)
- Handschuhe
- Schale oder Dose zum Ablegen bzw. Aufbewahren der Prothese
- Wasserbecher
- Evtl. Haftcreme

**Durchführung bei einer Oberkieferprothese:**

- Nach jedem Essen die Prothese kurz unter klarem Wasser abspülen. Die Reinigung der Prothese geschieht,wie beim Zähneputzen, zweimal täglich.
- Prothese möglichst vom Patienten selbst herausnehmen lassen. Ansonsten:
- Prothese entnehmen. Dazu die Oberlippe mit dem Daumen leicht nach oben schieben.
- Mit dem Zeigefinger hinter die Prothese greifen und diese entnehmen.
- Die Prothese vor Beschädigungen schützen. Dazu entweder ein Handtuch ins Waschbecken legen oder Wasser einlaufen lassen und die Prothese über stehendem Wasser reinigen:
  - Prothese mit Wasser abspülen.
  - Jeden Zahn auf der Kaufläche, Außen- und Innenfläche mit der Prothesenbürste reinigen.
  - Dabei auf hartnäckige Verschmutzungen und Reste von Haftcreme achten.
  - Prothese gründlich mit Wasser abspülen.

Einmal wöchentlich sollte eine Intensivreinigung der Zahnprothese erfolgen. Hierzu wird eine Prothesenreinigungstablette in einem Glas Wasser aufgelöst. Die Prothese verbleibt darin für eine Nacht. Anwendungsvorschriften beachten!

- Saubere Prothese vorsichtig in einer Schale ablegen.
- Wasserbecher zum Mundausspülen anreichen.
- Vor dem Wiedereinsetzen evtl. eine Mundinspektion durchführen (siehe Seite 88).
- Die Kieferbögen mit einer weichen Zahnbürste massieren.
- Prothese wenn möglich durch den Patienten einsetzen lassen. Bei Bedarf zuvor Haftcreme auf die Prothese auftragen.

Prothese in den Mundraum einführen, dort korrekt positionieren und behutsam andrücken. Wenn der Mund des Patienten klein ist, kann es einfacher sein, die Zahnprothese leicht seitlich einzuführen. Patienten dabei wenn möglich mithelfen lassen.

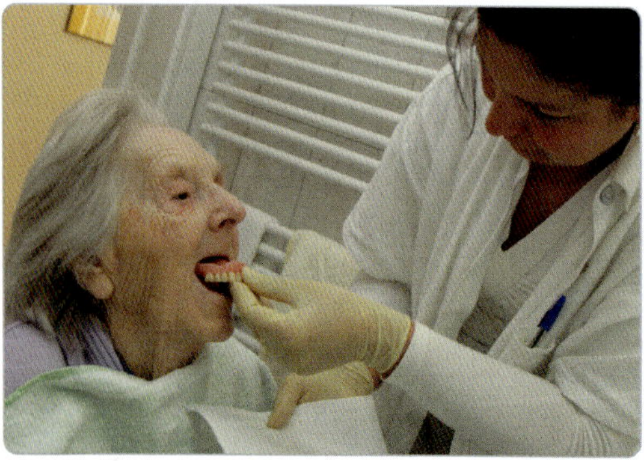

**Abb. 6.8:** Einsetzen einer Vollprothese

## 6.10 Rasur

### Trockenrasur

**Material:**

- Elektrischer Rasierapparat
- Handtuch als Schutz
- Auf Wunsch: Hautpflegemittel nach Wahl des Patienten

**Durchführung:**

- Zum Schutz vor Verschmutzung Handtuch auf den Oberkörper legen.
- Rasierer wenn möglich in die Hand des Patienten geben und bei Bedarf führen.
- Mit dem Rasierapparat gegen die Bartwuchsrichtung rasieren.
- Haut bei Bedarf straffen, z.B. die Haut des Halses am Unterkiefer nach oben ziehen.
- Vorgang so lange wiederholen, bis die Haut im gesamten Rasurbereich glatt ist.
- Wenn gewünscht: Hautpflegemittel nach Wahl des Patienten auftragen.
- Nach der Rasur den Rasierapparat gemäß Herstelleranleitung reinigen. Bei Hauterkrankungen im Rasurbereich: Desinfektion des Scherblattes.

## Nassrasur

**Material:**

- Nassrasierer
- Rasierschaum
- Handtuch als Schutz
- Falls Rasur nicht am Waschbecken durchgeführt wird: Gefäß mit Wasser
- Auf Wunsch: Hautpflegemittel nach Wahl des Patienten

**Durchführung:**

- Zum Schutz vor Verschmutzung Handtuch auf den Oberkörper legen.
- Gesicht waschen.
- Schaum im gesamten Rasurbereich auftragen.
- Rasierer in Wasser eintauchen.
- Alle Bereiche des Bartes mit jeweils ein bis drei Strichen rasieren.
- Den Rasierer zwischendurch immer wieder unter fließendes Wasser halten oder in Wasser tauchen, um die Barthaare zu entfernen.
- Haut bei Bedarf straffen, z.B. die Haut des Halses am Unterkiefer nach oben ziehen.
- Vorgang so lange wiederholen, bis die Haut im gesamten Rasurbereich glatt ist.
- Abschließend das Gesicht waschen, dabei Schaumreste entfernen.
- Gesicht abtrocknen.
- Wenn gewünscht: Hautpflegemittel nach Wahl des Patienten auftragen.
- Rasierklinge reinigen.

Patienten mit Zahnprothese sollten diese vor der Rasur einsetzen. So lässt sich der Bereich um Mund und Wangen besser rasieren.

## 6.11 Nagelpflege

### Hände und Fingernägel pflegen

**Material:**

- Nagelpflegeset des Patienten
- Schale/Schüssel/Waschbecken für das Handbad
- Handtücher
- Handschuhe
- Evtl. Nagellackentferner und Watte
- Evtl. Nagellack
- Evtl. Handcreme

„Legen Sie bitte Ihre Hände für einige Minuten in das warme Wasser, Frau Taler. Dadurch werden Ihre Fingernägel weicher. Ich kann sie dann anschließend besser kürzen."

**Durchführung:**

- Sofern nötig, Nagellackreste mit Nagellackentferner und Watte entfernen.
- Handbad in warmem Wasser (Richtwert ca. 37 °C), etwa 5–10 Minuten.
- Fingernägel mit einer weichen Nagelbürste reinigen.
- Hände abtrocknen.
- Handtuch unterlegen.
- Nagelhaut mit Pediküreståbchen vorsichtig zurückschieben.
- Schmutz unter den Fingernägeln mit abgerundetem Instrument aus dem Nagelpflegeset entfernen.
- Fingernägel kürzen, bei Form und Länge die Wünsche des Patienten beachten.
- Scharfe Kanten mit der Nagelfeile bearbeiten.
- Auf Wunsch: Nägel erneut lackieren, Handcreme auftragen und einmassieren.

## Füße und Fußnägel pflegen

Bei Menschen mit Durchblutungs- oder Wundheilungsstörungen, z.B. durch Diabetes mellitus, muss die Nagelpflege unbedingt von speziell geschulten Fußpflegern (Podologen) durchgeführt werden. Dies gilt auch bei stark deformierten oder veränderten Nägeln.

**Material:**

- Nagelpflegeset des Patienten
- Fußwanne für das Fußbad
- Waschlappen
- Handtücher
- Handschuhe
- Evtl. Nagellackentferner und Watte
- Evtl. Nagellack
- Evtl. Fußcreme

**Durchführung:**

- Sofern nötig, Nagellackreste mit Nagellackentferner und Watte entfernen.
- Warmes Wasser einlassen (Richtwert ca. 37 °C), Fußbad etwa 10 Minuten.
- Füße mit dem Waschlappen abreiben, um Schuppen zu entfernen.
- Zehennägel mit einer weichen Nagelbürste reinigen.
- Füße abtrocknen.
- Füße inspizieren (Zehenzwischenräume, Verletzungen, Besonderheiten).
- Fuß auf ein Handtuch legen.
- Hornhaut mit Bimsstein abreiben.
- Nagelhaut vorsichtig mit Pediküreställchen zurückschieben.
- Schmutz unter den Zehennägeln mit abgerundetem Instrument entfernen.
- Zehennägel gerade oder leicht rund abschneiden oder knipsen.
- Scharfe Kanten mit der Nagelfeile bearbeiten.
- Auf Wunsch: Nägel erneut lackieren, Fußcreme auftragen und einmassieren.

Wenn es bei der Fuß- oder Fingernagelpflege zu einer Verletzung kommt, desinfizieren Sie die Wunde. Informieren Sie außerdem eine Pflegefachperson.

# 7 Menschen bei der Nahrungs- und Flüssigkeitsaufnahme unterstützen

Die regelmäßige Nahrungsaufnahme dient dem Menschen in erster Linie dazu, die Energie aufzunehmen, die er für die Ausübung seiner Aktivitäten benötigt. Hierzu zählt vor allem die Gehirnleistung sowie die Aufrechterhaltung weiterer elementarer Körperfunktionen wie Atmung, Herzfunktion, Körpertemperatur und Stoffwechsel. Doch auch wenig aktive oder gar bettlägerige Menschen können aufgrund von Erkrankungen einen relativ hohen Nährstoffbedarf haben. Während der Körper auf die Zufuhr fester Nahrung unter Umständen eine Zeit lang verzichten kann, ist eine regelmäßige Flüssigkeitszufuhr unerlässlich. Denn der Mensch kann keine nennenswerten Flüssigkeitsvorräte anlegen und alle Nährstoffe werden über die Blutflüssigkeit zu den Körperzellen transportiert.
Pflegende müssen unter Berücksichtigung jeweils vorliegender Krankheitsbilder das Angebot an Nahrungsmitteln zur enteralen oder parenteralen Ernährung zusammenstellen. Hierbei berücksichtigen sie die individuellen Rahmenbedingungen des Patienten, z.B. seine Fähigkeit zur selbstständigen Nahrungsaufnahme, eventuelle Hilfsmittel, sein Bedürfnis in Gesellschaft zu essen, Rituale usw. Im Falle von Übelkeit und/oder Erbrechen sollte die Pflegefachperson Unterstützung anbieten und die betreffende Person nicht allein lassen. Insbesondere bei bettlägerigen Patienten besteht bei Erbrechen die Gefahr, dass Erbrochenes in die Atemwege gelangt (Aspiration).

## 7.1 Nahrung und Getränke anreichen

Nahrung und Trinken sorgen für die Aufnahme lebenswichtiger Nährstoffe und Flüssigkeit. Entspricht die Ernährung nicht dem individuellen Bedarf, kann es z.B. zu Übergewicht infolge von Überernährung kommen.

In höherem Alter und bei Pflegebedürftigkeit besteht ein erhöhtes Risiko für Flüssigkeits- und Nährstoffmangel. Mögliche Folgen: Müdigkeit, Kreislaufprobleme, nachlassende Muskelkraft, Sturzanfälligkeit sowie Anfälligkeit für Infekte und Dekubitus. Um Ernährungsproblemen entgegenzuwirken, sind ein passendes Nahrungsangebot und die richtige Unterstützung beim Essen und Trinken notwendig.

**Hilfsmittel:**

- Rutschhemmende Unterlage
- Teller mit erhöhtem Rand
- Warmhalteteller
- Fixierbares Brett mit Rand
- Besteck mit verdickten oder ansteckbaren Griffen
- Geeignetes Trinkgefäß (siehe Abb. 7.1–7.3)
- Evtl. gebogener Trinkhalm für Menschen, die das Trinkgefäß nicht kippen können

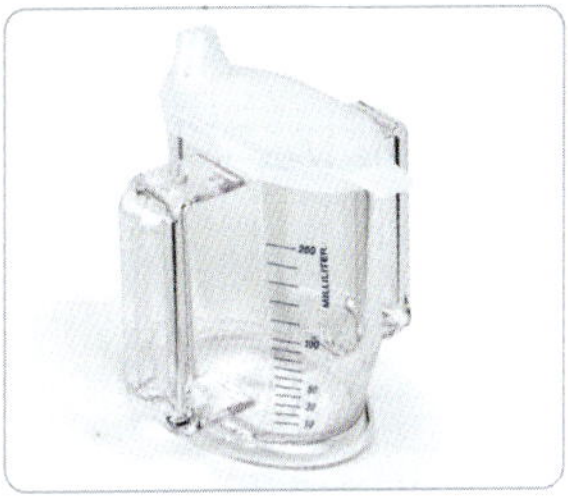

**Abb. 7.1:** Ein Becher mit Griff und Trinkaufsatz ist hilfreich, damit zitternde Menschen das Getränk ruhiger zum Mund führen können.

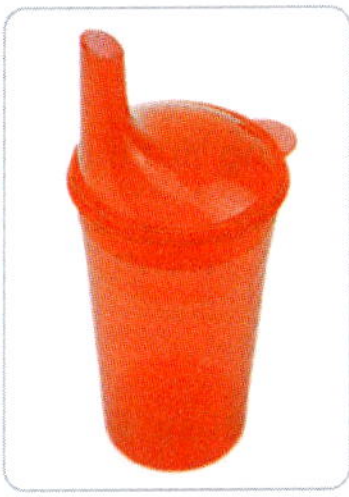

**Abb. 7.2:** Schnabelbecher

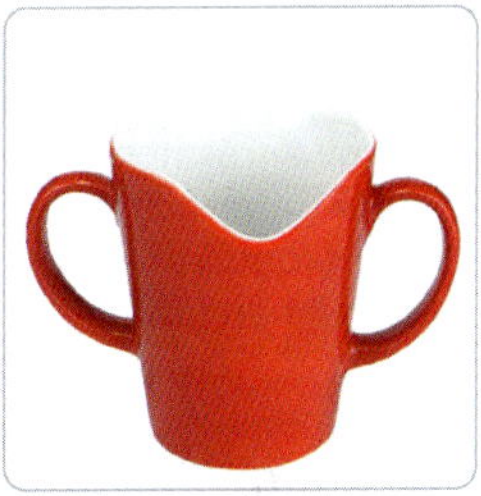

**Abb. 7.3:** Nasenbecher

Gefäße mit Griff oder Vertiefungen lassen sich besser greifen. Menschen, die den Kopf nicht gut bewegen können, profitieren von speziell geformten Bechern mit einer Aussparung für die Nase. Auch die sog. „Schnabelbecher“ können das Trinken erleichtern, eigenen sich jedoch nicht bei Schluckproblemen, da Getränke unkontrolliert in den Mund und Rachen gelangen.

Essen und Getränke werden „angereicht“. Das Wort „Füttern“ stammt aus dem Tierreich. Benutzen Sie das Wort „Serviette“. „Lätzchen“ werden bei Babys verwendet.
Achten Sie auf eine passende Temperatur von Speisen und Getränken. Aber: Es ist unhygienisch, auf das Essen anderer zu pusten.

**Durchführung:**

- Das Ausmaß der Unterstützung ist abhängig von der Hilfsbedürftigkeit des Menschen. Eventuell ist nur Hilfe beim Zerkleinern der Nahrung nötig. Bei Halbseitengelähmten positioniert die Pflegefachperson Hilfsmittel, Besteck und Glas so, dass der Patient mit der nicht betroffenen Seite darauf zugreifen kann.

- Vor dem Anreichen fester Nahrung einen Schluckversuch mit ein wenig Wasser durchführen. Schluckvorgang beobachten.
- Speisenauswahl, Menge und Zeitpunkt mit dem Patienten absprechen.
- Vorher Möglichkeit geben, die Hände zu waschen.
- Evtl. Zahnprothese anreichen/einsetzen.
- Essen und Getränke appetitlich servieren.
- Für ruhige Atmosphäre sorgen. Zeitdruck vermeiden.
- Aufrechte Sitzposition ermöglichen.
- Speisen und Getränke in Griffweite und für den Patienten gut sichtbar platzieren.
- Serviette bereitlegen oder auf den Schoß legen.
- „Guten Appetit“ wünschen.
- Beim Anreichen der Nahrung auf eine angemessene Menge auf Löffel oder Gabel achten.
- Sichtkontakt ermöglichen, wenn gewünscht, Gespräch mit dem Menschen führen.

„Schmeckt Ihnen das Gemüse, Frau Taler? ...
Gestern habe ich in der Stadt die Kollegin Susanne getroffen. Erinnern Sie sich noch an sie? ... Sie hat bis vor einem Monat hier im Wohnbereich gearbeitet. ...
Heute gibt es Erdbeerjoghurt zum Nachtisch. Mögen Sie Erdbeerjoghurt, Frau Taler?“

Krankheitsbedingt kann es zu Problemen beim Kauen oder Schlucken kommen. Informieren Sie in diesem Fall eine Pflegefachperson. Es besteht die Gefahr des Verschluckens bzw. Erstickens! Bei anhaltenden Kau- oder Schluckstörungen sowie Appetitmangel sollte eine Ernährungsberatung und/oder ein Arzt bzw. Zahnarzt hinzugezogen werden.

**Kau- oder Schluckprobleme vermeiden:**

- Aufrechte Sitzposition bevorzugen.
- Auf fest sitzende Zahnprothese achten.
- Essen in kleinen, mundgerechten Portionen anreichen. Genug Zeit für den Schluckvorgang lassen. Mundhöhle ggf. kontrollieren.
- Weiche Nahrung bevorzugen. Auf Mischungen aus fester und flüssiger Nahrung verzichten, z. B. Linsensuppe.
- Saure Speisen und kohlensäurehaltige Getränke vermeiden.
- Getränke bei Bedarf andicken.

## 7.2 Künstliche Ernährung verabreichen

Künstliche Nahrung kann je nach Problem des Patienten auf unterschiedlichen Wegen in den Körper gelangen:

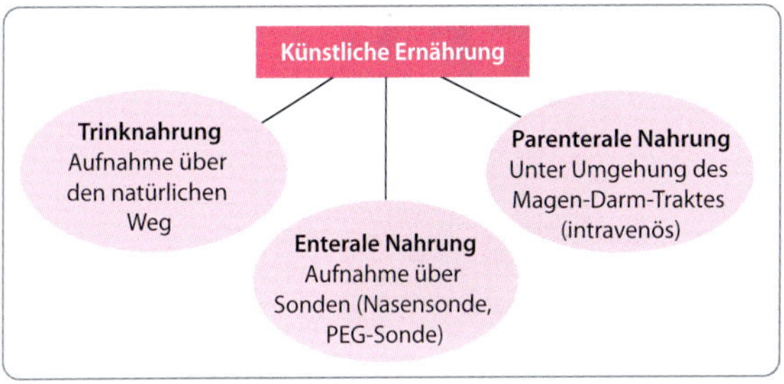


**Abb. 7.4:** Verabreichungsformen künstlicher Ernährung

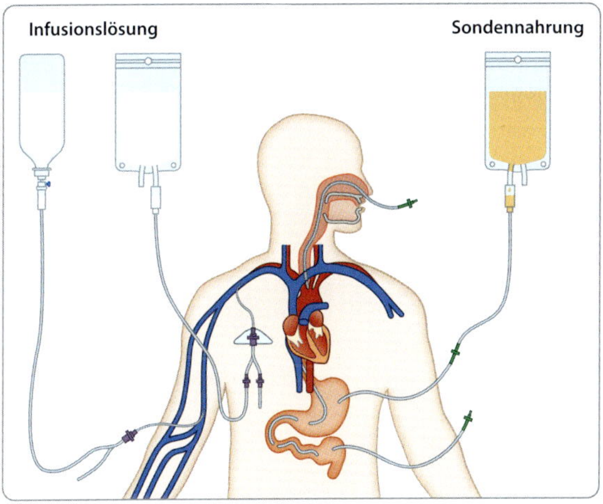


**Abb. 7.5:** Infusionslösungen gelangen auf parenteralem Weg in den Körper. Sondennahrung gelangt enteral in den Körper.

**Trinknahrung**: Sie wird in unterschiedlichen Geschmacksvarianten von herzhaft bis süß angeboten. Sie kommt zum Einsatz, wenn der Patient zwar essen und trinken kann, die Nährstoffaufnahme hierbei jedoch nicht ausreicht.

**Parenterale Ernährung**: Immer dann, wenn der Magen-Darm-Trakt umgangen werden muss, z. B. nach einer Darmoperation oder wenn seine Funktion stark beeinträchtigt ist, erfolgt die Ernährung unter Umgehung des Magen-Darm-Trakts. Die Nährstoffe gelangen über einen venösen Zugang direkt ins Blut.

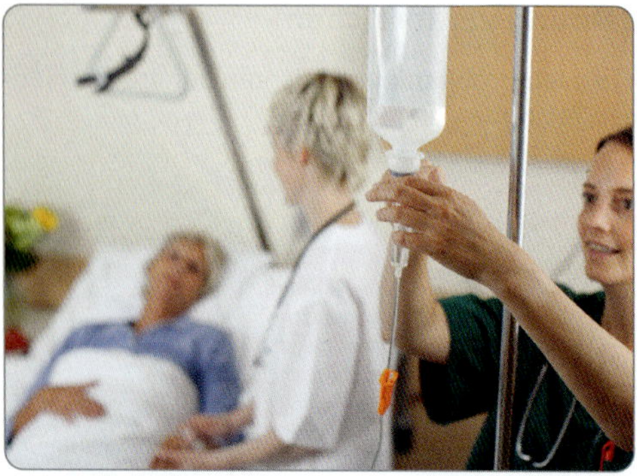

**Abb. 7.6:** Parenterale Ernährung umgeht den Magen-Darm-Trakt.

**Enterale Ernährung**: Sie ist für Patienten geeignet, deren Magen-Darm-Trakt intakt ist, die jedoch die Nahrung nicht auf oralem Weg zu sich nehmen können. Aus einer Flasche / einem Beutel wird die Nährlösung mittels eines Überleitungssystems und einer Sonde (Nasensonde oder PEG-Sonde) direkt in den Magen oder Zwölffingerdarm geleitet.

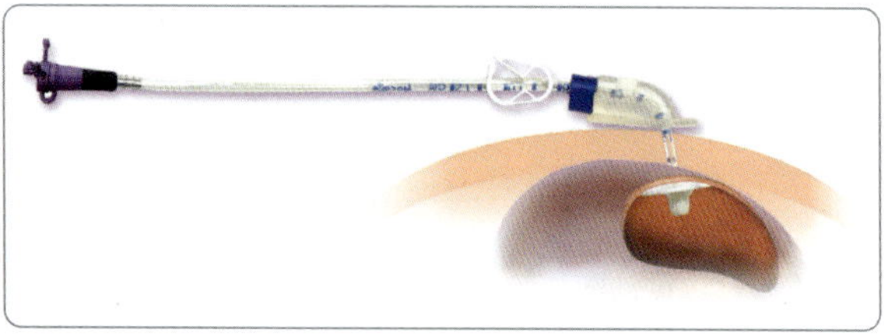

**Abb. 7.7:** Verabreichung von Sondennahrung über eine PEG (perkutane endoskopische Gastrostomie)

**Vorbereitung:**

- Mundpflegeset, Flasche / Beutel mit Nährlösung, Überleitungssystem, Spülflüssigkeit und Spritze bereitlegen.
- Patienten über die bevorstehende Gabe informieren.
- Oberkörper hochlagern.

**Durchführung:**

- Mundpflege durchführen, um die Produktion von Speichel und Verdauungssekreten anzuregen.
- Sonde vor (und nach) der Nahrungszufuhr mit 30–50 ml. Flüssigkeit (stilles Wasser mit Körpertemperatur) spülen. Außerdem vor, zwischen und nach der Gabe von Medikamenten.

- Sondenkost kurz schütteln.
- Nährlösung anhängen, ärztlich verordnete Tropfgeschwindigkeit einstellen. Verbindungsstellen (Flasche – Überleitungssystem – Sonde) nach Möglichkeit nicht berühren.
- Sondenkost nicht länger als 6–8 Std. hängen lassen.
- Ernährungspausen (mind. 1x tägl. 4 Std.) einhalten.
- Anbruchdatum und Uhrzeit auf der Flasche notieren.
- Überleitungssystem täglich wechseln.

**Umgang mit Sondennahrung:** Lagerungshinweise beachten und erst kurz vor dem Verabreichen öffnen. Bei Zimmertemperatur verabreichen, jedoch nicht über 30 °C erwärmen. Bei Erwärmung in der Mikrowelle Flasche oder Beutel gut schütteln, um die Wärme zu verteilen.

**Medikamente über eine PEG-Sonde:** Für eine Verabreichung von festen Arzneimitteln, z.B. Kapseln, Tabletten über die PEG-Sonde muss zuvor geklärt werden, ob diese geteilt, gemörsert oder aufgelöst werden dürfen. Um Wechselwirkungen zu vermindern, müssen Arzneimittel jeweils einzeln zerkleinert, in Wasser aufgelöst, in eine Spritze aufgezogen und verabreicht werden.

## 7.3 Beim Erbrechen helfen

Viele Betroffene empfinden das Erbrechen als ekelig und entwürdigend. Betreuen Sie sie besonders einfühlsam.

**Materialien:**
- Auffangbehälter (z.B. Nierenschale)
- Papiertücher
- Handschuhe

**Durchführung:**
- Beruhigend auf den Patienten einwirken.
- Während des Erbrechens: Auf Wunsch die Stirn stützen, Kopf über den Auffangbehälter halten.
- Mund/Gesicht/Hände mit Tüchern abwischen oder waschen bzw. dabei behilflich sein.
- Mund ausspülen.
- Erbrochenes ansehen und ggf. Menge, Farbe, Beschaffenheit und Beimengungen dokumentieren.

- Auffangbehälter entleeren.
- Evtl. neuen Behälter und Papiertücher zum Erbrechen bereitstellen.
- Falls erforderlich Möbel/Umgebung reinigen.
- Beschmutzte Kleidung wechseln.
- Bequeme Lagerung ermöglichen.
- Raum lüften.
- Evtl. Unterstützung bei der Mundpflege.
- Betroffenen beobachten (Allgemeinzustand, Vitalzeichen).
- Erbrechen dokumentieren.

Falls vorhanden, Zahnprothese nach Möglichkeit vor dem Erbrechen entfernen, damit sie nicht aus dem Mund fällt und beschädigt wird.

<table>
<tr><th>Beobachtungen beim Erbrechen</th><th>Mögliche Ursachen</th><th>Maßnahmen</th></tr>
<tr><td>plötzlich ohne vorherige Anzeichen</td><td>Vergiftung, Hirnschädigung</td><td rowspan="8">Nierenschale anreichen, Pflegefachkraft oder Arzt informieren, Oberkörperhochlagerung bzw. Lagerung nach Wunsch des Patienten, bei Bewusstlosigkeit: stabile Seitenlage</td></tr>
<tr><td>direkt nach einer Mahlzeit</td><td>Magenschleimhautentzündung, Unverträglichkeit bestimmter Nahrungsmittel</td></tr>
<tr><td>am Morgen, nüchtern</td><td>(Früh-)Schwangerschaft</td></tr>
<tr><td>direkt nach Arzneimitteleinnahme</td><td>Unverträglichkeit</td></tr>
<tr><td>schleimig, evtl. grünlich gallig</td><td>keine Nahrung im Magen</td></tr>
<tr><td>rötliche, bräunliche oder schwarze Farbe</td><td>frisches oder verdautes Blut (z.B. durch Blutungen im Magen, Magengeschwür, Tumor o.Ä.)</td></tr>
<tr><td>Kot-Erbrechen</td><td>Darmverschluss</td></tr>
<tr><td>nach einer Operation</td><td>Nebenwirkung der Anästhesie</td></tr>
<tr><td>nach einem Unfall</td><td>Schädel-Hirn-Trauma</td><td>(Not-)Arzt informieren, bei Bewusstlosigkeit: stabile Seitenlage</td></tr>
<tr><td>Begleiterscheinung: krampfartige Schmerzen</td><td>Infektion des Magen-Darm-Trakts</td><td>evtl. Wärmflasche</td></tr>
</table>

# 8 Menschen bei der Ausscheidung unterstützen

Den meisten Menschen ist es unangenehm, über Stuhl- und Urinausscheidungen zu sprechen oder danach gefragt zu werden. Gilt dies in Zeiten der Gesundheit, so ist es Betroffenen erst recht unangenehm, über krankhafte Veränderungen und ihre Folgen, wie Inkontinenz, Stomaanlage und -versorgung zu sprechen.
In der Pflege sind Fragen an die Patienten zu Häufigkeit und Regelmäßigkeit von Urin- oder Stuhlausscheidungen, Menge, Farbe, Geruch und Beimengungen nötig, um Erkrankungen oder Komplikationen frühzeitig erkennen zu können. Bei solchen Gesprächen sollten möglichst keine anderen Personen anwesend sein. Gebräuchlich sind in diesem Zusammenhang Formulierungen wie „Stuhlgang haben", „Verdauung haben", „Urin ausscheiden", „Blase entleeren".

## 8.1 Bei der Stuhlausscheidung unterstützen

**Material:**

- Toilettenstuhl, bei Bettlägerigkeit Steckbecken
- Toilettenpapier
- Evtl. Waschschüssel mit Wasser und Seife zum Händewaschen, Handtuch zum Hände abtrocknen
- Handschuhe
- Abwurfbehälter

**Durchführung mit dem Toilettenstuhl:**

- Toilettenstuhl muss gut zugänglich sein. Bremsen anziehen.
- Abnehmbare Sitzfläche und Deckel der Auffangschüssel entfernen.
- Gesäß des Patienten entkleiden und beim Hinsetzen unterstützen.
- Toilettenpapier in Griffweite des Patienten bereitstellen. Ihn wenn möglich nun allein lassen und Zeitpunkt oder Klingelzeichen vereinbaren.
- Bei Bedarf bei der Reinigung des Intim- und Analbereichs unterstützen.
- Beim Ankleiden helfen.
- Abschließend beim Händewaschen unterstützen.
- Ausscheidungen entsorgen.
- Ausscheidung dokumentieren.

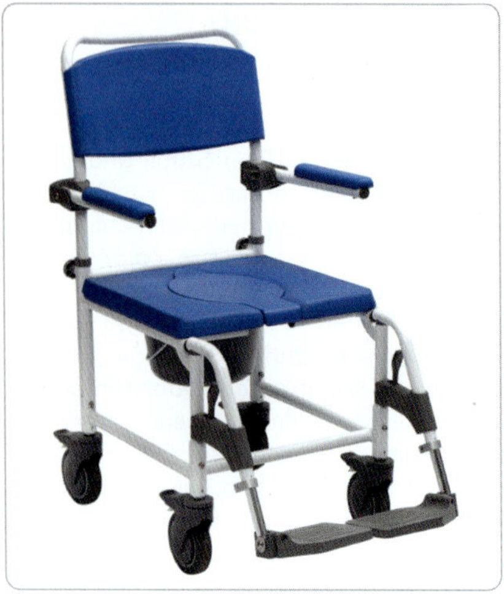

**Abb. 8.1:**
Dieser Toilettenstuhl kann dank der Rollen auch über eine geeignete Toilette geschoben werden.

Für alle Formen der Ausscheidung gilt: Beachten Sie die Intimsphäre der Pflegebedürftigen. Bitten Sie andere Menschen aus dem Zimmer. Im Zweibettzimmer nutzen Sie einen Sichtschutz.

**Durchführung mit dem Steckbecken:**

- Der Oberkörper des Patienten wird flach oder nur leicht erhöht gelagert.
- Bettdecke bis zu den Knien aufdecken. Patienten nur soweit wie nötig entkleiden.
- Patienten auffordern, sich am Haltegriff festzuhalten und die Beine aufzustellen, um so das Gesäß anzuheben. Eventuell ist es erforderlich, dass eine zweite Pflegekraft unter das Steißbein greift und dadurch das Anheben des Gesäßes unterstützt.
- Die andere Pflegekraft schiebt nun das Steckbecken von der Seite unter das Gesäß.
- Patienten wenn möglich allein lassen und Zeitpunkt oder Klingelzeichen vereinbaren.

„Herr Berger, ich lasse Sie nun für ein paar Minuten allein. Soll ich vor der Tür warten oder möchten Sie lieber klingeln, wenn Sie fertig sind?“

- Danach: Griff des Steckbeckens gut festhalten und Patienten vorsichtig auf die Seite drehen. Steckbecken entfernen.
- Steckbecken mit Deckel verschließen.
- Bei Bedarf bei der Reinigung des Intim- und Analbereichs unterstützen.
- Beim Ankleiden helfen.
- Anschließend beim Händewaschen unterstützen.
- Ausscheidungen in der Toilette entsorgen.
- Steckbecken in einer speziellen Spülvorrichtung reinigen.
- Ausscheidung dokumentieren.

Das individuelle Krankheitsbild eines Patienten kann es erfordern, dass das Steckbecken auf andere Art und Weise untergeschoben werden muss. Fragen Sie bei Bedarf eine Pflegefachperson und beachten Sie hauseigene Standards.

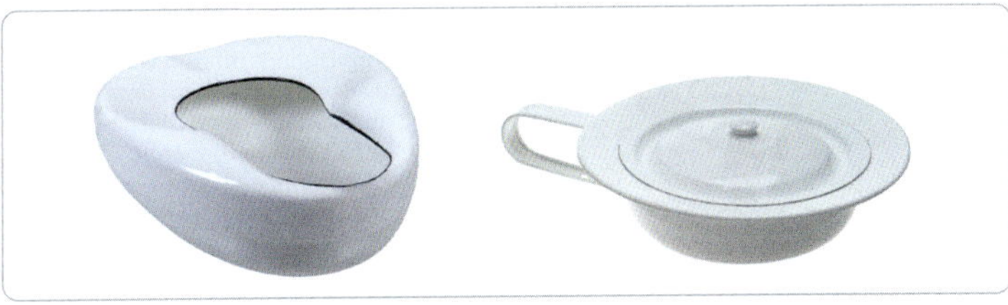

**Abb. 8.2:** Steckbecken können unterschiedlich geformt sein und bestehen aus Kunststoff oder Metall.

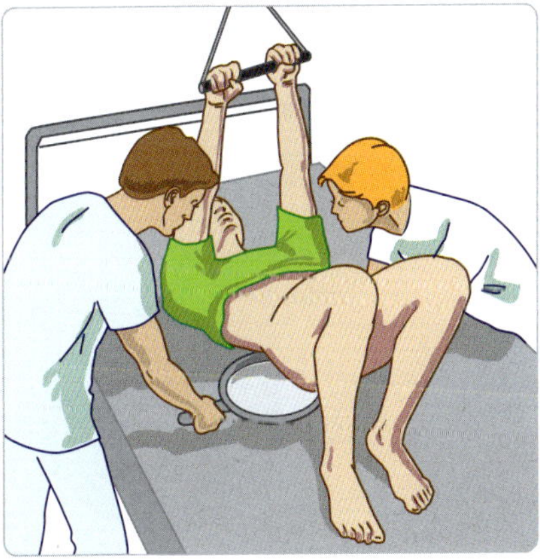

**Abb. 8.3:** Anwendung des Steckbeckens

## 8.2 Ein Stoma versorgen

Ein „Stoma“ (griech. stoma = Öffnung, Mund) ist ein operativ angelegter Darmausgang vor dem natürlichen Darmausgang. Der Stuhl gelangt dabei durch eine Öffnung in der Bauchdecke in einen Versorgungsbeutel. Je nach Ort der Stomaanlage unterscheiden sich die Ausscheidungen in Menge, Konsistenz und Geruch.

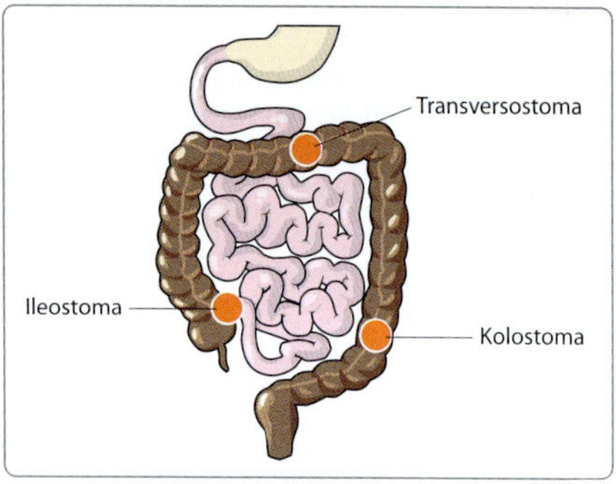


**Abb. 8.4:** Häufige Stoma-Positionen: Ileostoma am Übergang vom Dünndarm zum Blinddarm; Transversostoma im Bereich des querverlaufenden Dickdarms (meist vorübergehende Anlage); Kolostoma meist im Bereich des absteigenden Dickdarms.

Für die Versorgung stehen ein- und zweiteilige Systeme zur Verfügung. Beim **einteiligen System** bilden Beutel und Basisplatte eine Einheit. Bei einem Beutelwechsel wird somit das gesamte System getauscht. Beim **zweiteiligen System** wird der separate Beutel auf einer Basisplatte eingerastet, welche i.d. Regel 2 x wöchentlich gewechselt wird.

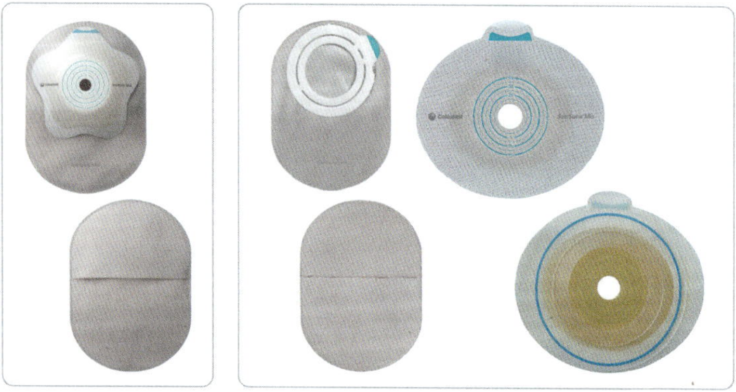

**Abb. 8.5:** Einteiliges und zweiteiliges System zur Stomaversorgung

Viele Menschen mit einem Stoma empfinden Scham aufgrund des Kontrollverlustes über ihre Ausscheidungen. Betroffene werden von spezialisierten **Stoma-Therapeutinnen** im Umgang mit ihrem Stoma und den entsprechenden Hilfsmitteln angeleitet. Auch Pflegefachpersonen sollten ein Stoma nicht ohne vorherige Einweisung versorgen. Die Versorgung eines Stomas findet nach Möglichkeit stehend im Bad statt. Ein Spiegel in Bauchhöhe erleichtert die Selbstversorgung.

**Material:**
- Einmalhandschuhe
- Wasser
- Kompressen
- evtl. Trockenrasierer
- neues Versorgungssystem
- kleine gebogene Schere (Stoma-Schere)
- bei Bedarf Stomapaste oder Modellierstreifen
- Abwurfbehälter

**Durchführung Beutelwechsel einteiliges System:**
- System vorsichtig von oben nach unten von der Haut ablösen und entsorgen.
- Stomaumgebung von außen nach innen reinigen: Zunächst grobe Verschmutzungen und Klebereste mit Kompressen entfernen, danach Haut mit nassen Kompressen reinigen und mit trockenen Kompressen trockentupfen.
- Haut auf Rötungen, Irritationen, Verletzungen, Infektionen überprüfen. Haut mit starker Behaarung vor dem Aufbringen des neuen Beutels von innen nach außen, d. h. vom Stoma weg, trocken rasieren.
- Wenn der Durchmesser der Beutelöffnung nicht zur Größe des Stomas passt oder dieses unregelmäßig geformt ist, muss die Öffnung an die Stomagröße angepasst werden. Dazu wird die Beutelöffnung mit Hilfe einer kleinen Schere zugeschnitten.
- Schutzfolie von der Klebefläche des neuen Systems abziehen.
- Haut mit einer Hand leicht nach oben ziehen und mit der anderen Hand die Beutelöffnung unmittelbar am unteren Stomarand anlegen und sanft nach oben hin abrollen und andrücken.

▶

**Durchführung Beutelwechsel zweiteiliges System:**

- Beutel vorsichtig von oben nach unten von der Basisplatte ablösen und entsorgen.
- Stuhlreste mit nasser Kompresse von der Basisplatte entfernen, Vorgang ggf. wiederholen.
- Neuen Stomabeutel an der Basisplatte befestigen.

**Durchführung Basisplattenwechsel zweiteiliges System:**

- Mit einer Hand die Basisplatte samt Beutel ablösen, mit der anderen Hand und einer nassen Kompresse die Haut zurückdrücken. Basisplatte und Beutel entsorgen.
- Stomaumgebung von außen nach innen reinigen: Zunächst grobe Verschmutzungen und Klebereste mit Kompressen entfernen, danach Haut mit nassen Kompressen reinigen und mit trockenen Kompressen trockentupfen.
- Wenn die Öffnung der Basisplatte nicht zur Größe des Stomas passt oder dieses unregelmäßig geformt ist, muss die Öffnung an die Stomagröße angepasst werden. Dazu wird die Öffnung der Basisplatte mit Hilfe einer kleinen Schere zugeschnitten.
- Schutzfolie von der Klebefläche der neuen Basisplatte abziehen. Bei Bedarf den Innenrand der Klebefläche mit Paste oder Modellierstreifen versehen.
- Haut mit einer Hand leicht nach oben ziehen und mit der anderen Hand das System über das Stoma legen und mit den Händen andrücken.

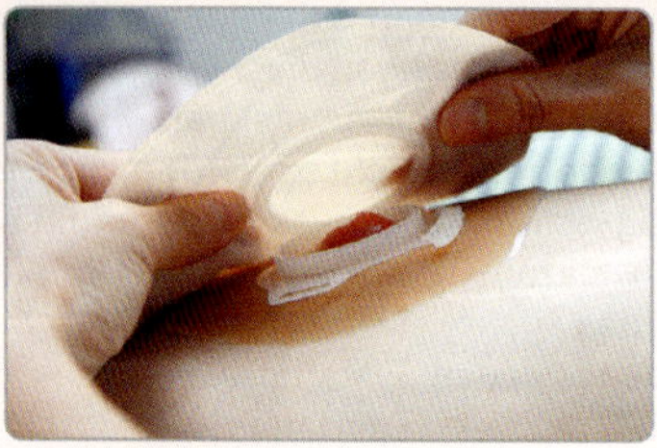

Es ist wichtig darauf zu achten, dass die Haut, die das Stoma umgibt, gesund bleibt und nicht gereizt oder verletzt wird. Andernfalls ist die Haftung, Abdichtung und schmerzfreie Versorgung des Stomas gefährdet.

## 8.3 Bei Durchfall helfen

**Material:**

- Bei Bettlägerigen: Einmalunterlage für das Bett
- Evtl. Steckbecken, evtl. Toilettenstuhl
- Handschuhe

**Durchführung:**

- Einmalunterlage über dem Bettlaken platzieren. Dies nimmt Betroffenen die Sorge, das Bett zu verschmutzen.
- Bei Verschmutzung der Unterlage oder Bettwäsche: Unterlage oder Bettwäsche wechseln.
- Steckbecken bereithalten. Auf Wunsch des Betroffenen kann ein Toilettenstuhl neben das Bett gestellt werden.
- Stuhlgang auf Veränderungen beobachten.
- Auf Wunsch den Patienten bei der Reinigung und Pflege der Analregion unterstützen.
- Betroffenen weiter beobachten (Allgemeinzustand, Vitalzeichen).
- Durchfall dokumentieren.
- Zur Darmentlastung und zum Ausgleich des Flüssigkeitsverlustes reichlich Getränke anbieten und auf feste Nahrung verzichten.
- Später eignen sich zum Kostaufbau Zwieback, Bananen, geriebene Äpfel und Möhren sowie Kartoffeln.

Bei infektiösen Durchfällen durch geeignete Hygienemaßnahmen (siehe Kap. 2) darauf achten, dass der Erreger nicht durch Kontaktinfektionen auf andere Personen verbreitet wird.

## 8.4 Stuhlprobe gewinnen

Durch die Untersuchung einer Stuhlprobe kann u. a. Blut im Stuhl nachgewiesen werden. Ein positives Ergebnis weist auf ein erhöhtes Darmkrebs-Risiko hin und macht weitere Untersuchungen erforderlich.

**Material:**
- Probenröhrchen mit Entnahmespatel
- Transportröhrchen oder Rückgabe-Umschlag
- Stuhl-Auffangpapier
- Handschuhe

Stuhlproben nicht bei Durchfall oder während der Regelblutung gewinnen.

**Durchführung:**
- Vor der Probengewinnung die Hinweise der Gebrauchsinformation zur Arzneimitteleinnahme und zu diätetischen Maßnahmen lesen und beachten.
- Darauf achten, dass der Stuhl nicht mit Wasser, Urin oder Chemikalien (WC-Steine, Reinigungsmittel) in Berührung kommt. Bei Tiefspül-WC's kann das beiliegende Stuhlauffang-Papier genutzt oder das Wasser mit Zeitungspapier abgedeckt werden.
- Probenröhrchen aufschrauben und mit dem Spatel eine kleine, etwa haselnussgroße Menge Stuhl entnehmen.
- Spatel samt Stuhl in das Probenröhrchen zurückschieben und gut verschließen.
- Probenröhrchen in das Transportröhrchen oder den Rückgabe-Umschlag stecken. Transportröhrchen bzw. Umschlag beschriften.
- Der Zeitraum zwischen Probenentnahme und Rückgabe in der Praxis sollte möglichst kurz sein. Probe ggf. kühl lagern.
- Die Auswertung der Stuhlprobe erfolgt je nach Untersuchungszweck durch das Personal in der Arztpraxis oder in einem Labor.

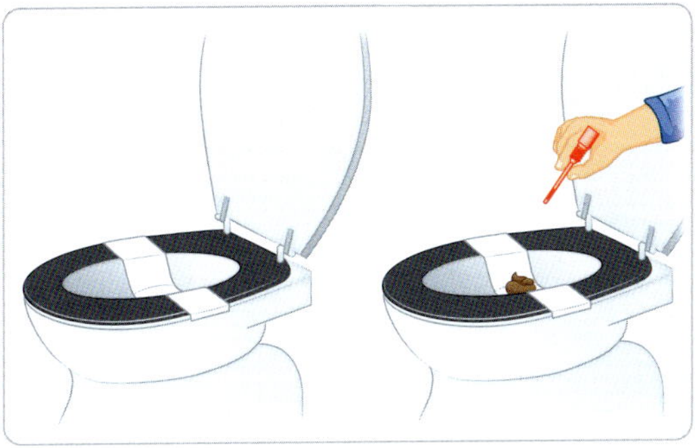

**Abb. 8.6:** Verwendung eines Stuhlauffangpapiers

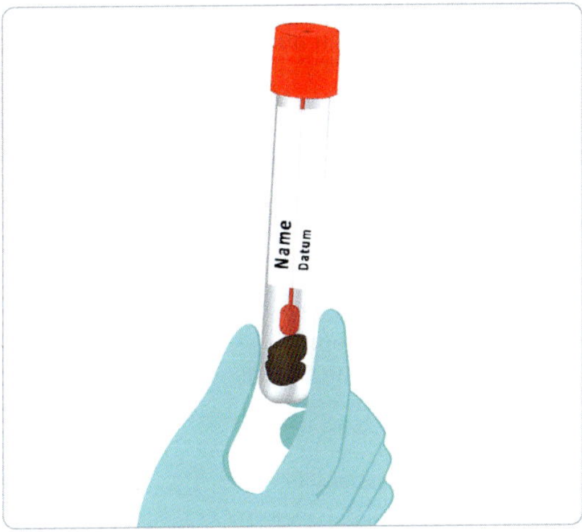


**Abb. 8.7:** Probenröhrchen mit Entnahmespatel

## 8.5 Bei der Urinausscheidung unterstützen

**Material:**

- Für Männer Urinflasche, für Frauen Urinflasche oder Steckbecken
- Toilettenpapier
- Evtl. Waschschüssel mit Wasser und Seife zum Händewaschen, Handtuch zum Hände abtrocknen
- Handschuhe
- Abwurfbehälter

▶

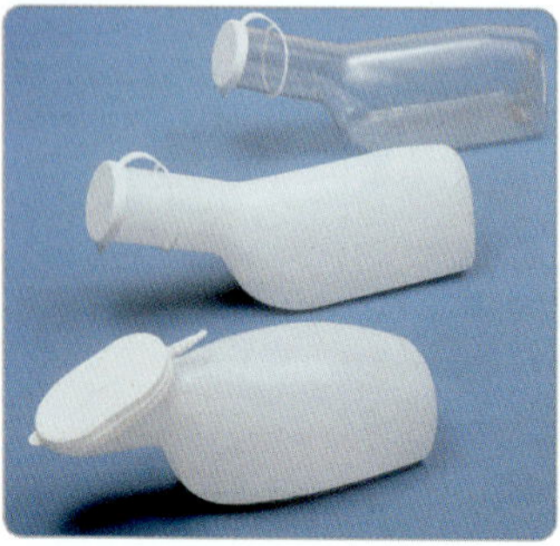

**Abb. 8.8:** Urinflaschen für Männer und Frauen

**Durchführung beim Mann:**

- Kopfteil des Bettes hochstellen. Patienten nur soweit wie nötig aufdecken.
- Beine leicht spreizen.
- Wenn möglich, sollte der Mann die Urinflasche selbst anlegen. Penis fassen und in die Öffnung der Urinflasche einführen.
- Toilettenpapier in Griffweite des Patienten bereitstellen. Ihn wenn möglich nun allein lassen und vor der Tür warten oder Klingelzeichen vereinbaren.
- Penis aus der Urinflasche entfernen.
- Wenn der Mann die Intimpflege nicht selbst durchführt: Harnröhrenöffnung sanft mit Toilettenpapier trocken tupfen.
- Abschließend beim Händewaschen unterstützen.
- Patienten in die gewünschte Position bringen.
- Ausscheidungen entsorgen.
- Ausscheidung dokumentieren.

**Durchführung bei der Frau:**

- Die Nutzung der Urinflasche für Frauen geschieht ähnlich wie beim Mann. Wenn möglich, sollte die Frau die Urinflasche selbst anlegen. Darauf achten, dass die Flasche dicht an die Harnröhrenöffnung angelegt wird.
- Toilettenpapier in Griffweite der Patientin bereitstellen. Sie wenn möglich nun allein lassen und vor der Tür warten oder Klingelzeichen vereinbaren.
- Wenn die Frau die Intimpflege nicht selbst durchführt: Intimbereich sanft mit Toilettenpapier trocken tupfen.
- Abschließend beim Händewaschen unterstützen.
- Pflegebedürftige in die gewünschte Position bringen.

- Ausscheidungen entsorgen.
- Ausscheidung dokumentieren.
- Zur Urinausscheidung bei pflegebedürftigen Frauen kann auch das Steckbecken genutzt werden (siehe Seite 104).

## 8.6 Inkontinenzslip anlegen

**Durchführung im Stehen und im Liegen:**

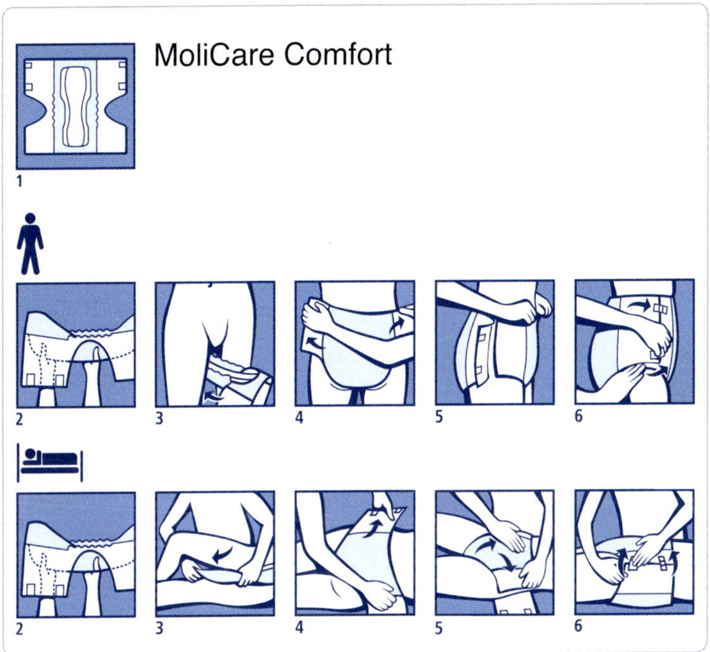


**Abb. 8.9:** Anlegen eines Inkontinenzslips

Inkontinenzprodukte können ärztlich verordnet werden. Die Krankenkassen erstatten dann die Kosten.

## 8.7 Urinprobe gewinnen

**Material:**

- Urinbecher (ca. 0,1 l)
- Handschuhe

**Durchführung:**

- Nach Möglichkeit sollte der Patient den Urin selbstständig gewinnen. Falls erforderlich, Unterstützung anbieten.
- Reinigung des Intimbereichs mit Wasser und einem milden Reinigungsprodukt.
- Patienten bitten, anschließend die Hände zu waschen.
- Urinbecher öffnen und den Deckel mit der Öffnung nach oben ablegen.
- Erste Urinportion (etwa 1–2 Sekunden) in die Toilette ablassen.
- Zweite Urinportion im Urinbecher auffangen (etwa 2–3 Sekunden). Becher etwa zur Hälfte füllen.
- Restlichen Harn in die Toilette ablassen.
- Urinbecher mit dem Deckel verschließen, ohne diesen auf der Innenseite zu berühren.
- Der Urin sollte möglichst bald nach der Gewinnung untersucht werden.

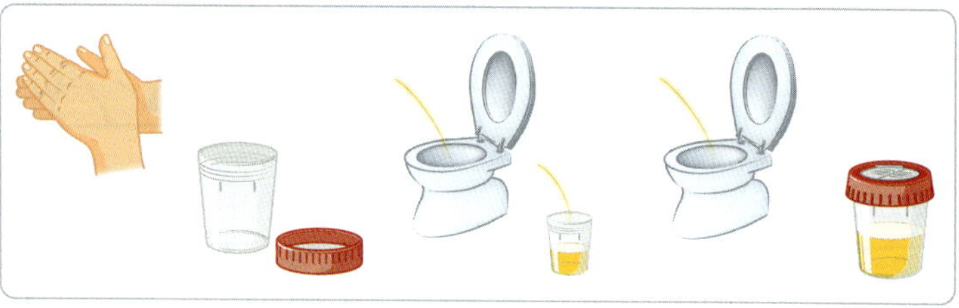

**Abb. 8.10:** Gewinnung von Mittelstrahlurin

## 8.8 Urinprobe mit Teststreifen untersuchen

Die Urinuntersuchung mit Teststreifen eignet sich zur Diagnostik und Therapiekontrolle von Erkrankungen. Sie wird außerdem bei Früherkennungsuntersuchungen eingesetzt.

**Material:**

- Urinbecher mit Urin
- Einmalplastikstäbchen
- Röhrchen mit Teststreifen
- Handschuhe

**Durchführung:**

- Urinbecher öffnen. Urin mit einem Einmalplastikstäbchen durchrühren, um alle Inhaltsstoffe gleichmäßig in der Flüssigkeit zu verteilen.
- Teststreifenröhrchen öffnen, einen Teststreifen entnehmen und Röhrchen sofort wieder verschließen.
- Urin wie folgt testen:

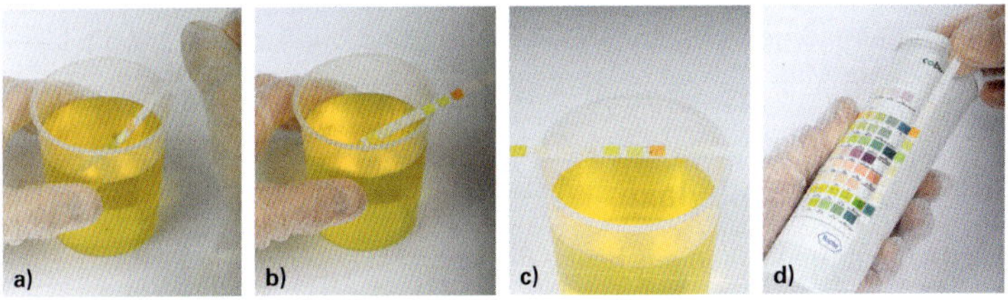


**Abb. 8.11:** Handhabung von Teststreifen: a) Teststreifen für 1 Sekunde in den Urin eintauchen. b) Überschüssigen Urin am Becherrand abstreifen. c) Reaktionszeit abwarten (Hinweis auf dem Röhrchen beachten, z. B. 30 Sekunden). d) Unmittelbar danach die Testfelder des Teststreifens mit den jeweiligen Farbfeldern auf dem Röhrchen vergleichen.

- Farbabweichungen registrieren und dokumentieren (dazu die Zahlenangaben unter dem jeweiligen Farbfeld auf dem Röhrchen beachten).
- Normalerweise werden nur krankhafte Befunde dokumentiert. Ansonsten „o. B." (ohne Befund).
- Urin entsorgen.

# 9 Prophylaxen durchführen

Zum Tätigkeitsfeld der Pflege gehört es, Menschen vor Erkrankungen zu schützen. Mit diesem Ziel werden prophylaktische Maßnahmen durchgeführt. Prophylaxen sind Maßnahmen, die Krankheiten verhüten und vorbeugen sowie deren Folgen und Komplikationen vermeiden sollen. Besonders häufig vorkommende (Folge-) Erkrankungen und ihre Prophylaxen werden im vorliegenden Kapitel thematisiert.

Vor der Entscheidung, prophylaktische Maßnahmen durchzuführen, findet stets eine allgemeine Risikobewertung statt. Ist die Pflegefachperson der Meinung, dass bei einem Patienten ein Risiko für eine bestimmte Erkrankung besteht, führt sie anschließend eine tiefergehende Einschätzung (Assessment) durch, wobei sie diverse Informationen und Werte erhebt. Bestätigt sich der Verdacht eines bestehenden Risikos, werden durch die Pflegenden geeignete Prophylaxen durchgeführt. Der Zustand eines Patienten kann sich kurz- oder langfristig verändern. Die Risikobewertung muss deshalb in regelmäßigen Abständen wiederholt und die Auswahl prophylaktischer Maßnahmen entsprechend angepasst werden.

## 9.1 Sturzprophylaxe

Die Maßnahmen sollen das Risiko für einen Sturz senken.

**Risikofaktoren:**

- Hohes Alter
- Erkrankungen des Bewegungsapparates, eingeschränkte Mobilität
- Stolperfallen in der Umgebung, Schuhe die keinen Halt geben
- Angst vor einem Sturz, vorangegangener Sturz oder Beinahe-Stürze
- Sehstörungen
- Kreislaufprobleme
- Bestimmte Erkrankungen (z. B. Unterzuckerung bei Diabetes, Epilepsie, Demenz)
- Nächtlicher Harndrang, mangelhafte Beleuchtung
- Nebenwirkungen von Medikamenten

**Maßnahmen:**

- Beim An- und Auskleiden hinsetzen.
- Beim Gehen unterstützen.

- Bei Bedarf Physiotherapie zur Verbesserung von Kraft, Ausdauer und Gleichgewicht veranlassen.
- Hüftprotektoren anbieten.
- Für eine sichere Umgebung sorgen: korrekte Betthöhe, Stolperfallen entfernen (z.B. Teppichkanten, Kabel), ausreichende Beleuchtung, Handläufe, rutschfester Boden, gut erreichbare Gegenstände (z.B. Lichtschalter, Klingel, Urinflasche), Toilettensitzerhöhung, Duschhocker, Haltegriffe im Bad usw.
- Für festes Schuhwerk sorgen.
- Brille auf Eignung prüfen lassen.
- Evtl. Medikamentenplan ärztlich überprüfen lassen.
- Evtl. über Hausnotrufsysteme informieren.
- Sturzgefährdung regelmäßig einschätzen.

## 9.2 Dekubitusprophylaxe

Die Maßnahmen sollen die Bildung eines Druckgeschwürs der Haut verhindern.
Ein Dekubitus entsteht, wenn über einen längeren Zeitraum Druck auf dieselbe Körperstelle ausgeübt wird (z.B. durch Bettlägerigkeit). Die kleinen Blutgefäße werden zusammengedrückt, dem Gewebe fehlt dadurch Sauerstoff, es bildet sich ein Geschwür, später kann das Gewebe absterben (Nekrose). Die Haut über vorstehenden Knochen ist besonders gefährdet, da sich dort nur wenig Unterhautfettgewebe befindet. Schon wenige Stunden Druck können die Haut von Patienten mit Risikofaktoren schädigen.

**Risikofaktoren:**

- Lang andauernde Druckeinwirkung oder Scherkräfte durch:
  - Eingeschränkte Aktivität, Mobilität, Selbstständigkeit
  - Eingeschränkte Positionsveränderung (im Liegen oder Sitzen)
  - Abhängigkeit von Gehhilfen, Rollstuhl oder von professioneller Unterstützung beim Gehen oder beim Transfer
  - Druckeinwirkung durch Gegenstände von außen (z.B. durch Schienen, Condon, Katheter, faltige Bettwäsche)
  - Reibung auf der Haut (z. B. durch Hochziehen des Patienten im Bett)
- Hohes Alter
- Schlechter Ernährungszustand, Flüssigkeitsmangel
- Adipositas, Diabetes mellitus
- Durchblutungsstörungen, Vorerkrankungen oder Vorschädigungen der Haut
- Erhöhte Hautfeuchtigkeit, Inkontinenz
- Fieber
- Verminderte Sensibilität oder Druckwahrnehmung der Haut

**Maßnahmen:**

Druck, Zeit und Gewebetoleranz sind die drei entscheidenden Faktoren bei der Entstehung eines Dekubitus. Es ist deshalb wichtig, die Haut eines Pflegebedürftigen täglich zu beobachten. Nur so kann ein Dekubitus frühzeitig erkannt werden. Eine nicht wegdrückbare Rötung ist bereits ein Dekubitus der ersten Kategorie.

- Regelmäßig Mobilisation und Bewegung fördern (z.B. durch aktivierende Pflege).
- Bewegungsförderungs- und Lagerungsplan erstellen und anwenden.
- Betroffene zu regelmäßigen Mikrobewegungen (kleine Körperbewegungen) anregen.
- Regelmäßige Lagerungswechsel durchführen (siehe Seite 57).
- Bei Pflegebedürftigen ohne Eigenbewegung Hilfsmittel anwenden, die den Druck auf gefährdete Hautregionen verringern (z. B. Kissen, Wechseldruckmatratze).
- Sorgfältige Hautpflege und -beobachtung (Fingerdrucktest) und Intertrigoprophylaxe (siehe Seite 125).
- Ggf. Ernährungszustand verbessern.
- Dekubitusgefährdung regelmäßig einschätzen.

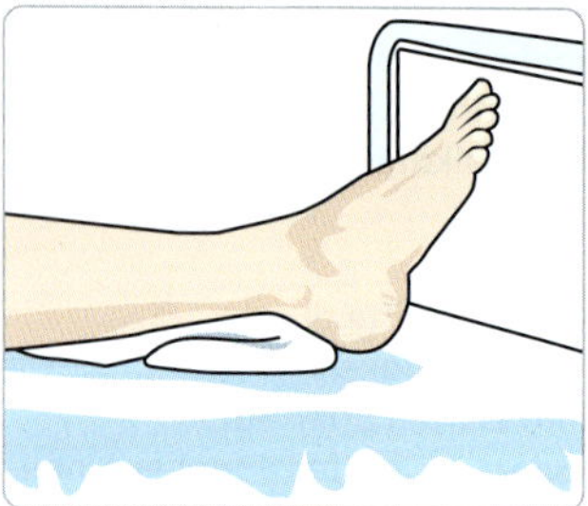

**Abb. 9.1:** Druckentlastung der Ferse mithilfe eines kleinen, faltenfrei zusammengelegten Handtuchs

| Dekubitus-kategorie | Beschreibung |
|---|---|
| 1 | intakte Oberhaut, begrenzte, nicht wegdrückbare Hautrötung |
| 2 | Abschürfung, Blasenbildung, Hautdefekt bis zur Lederhaut möglich |
| 3 | Hautdefekt aller Hautschichten, Knochen, Muskeln und Sehnen sind nicht betroffen |
| 4 | Hautdefekt aller Hautschichten, Knochen, Muskeln und Sehnen können betroffen sein, Nekrosen vorhanden |

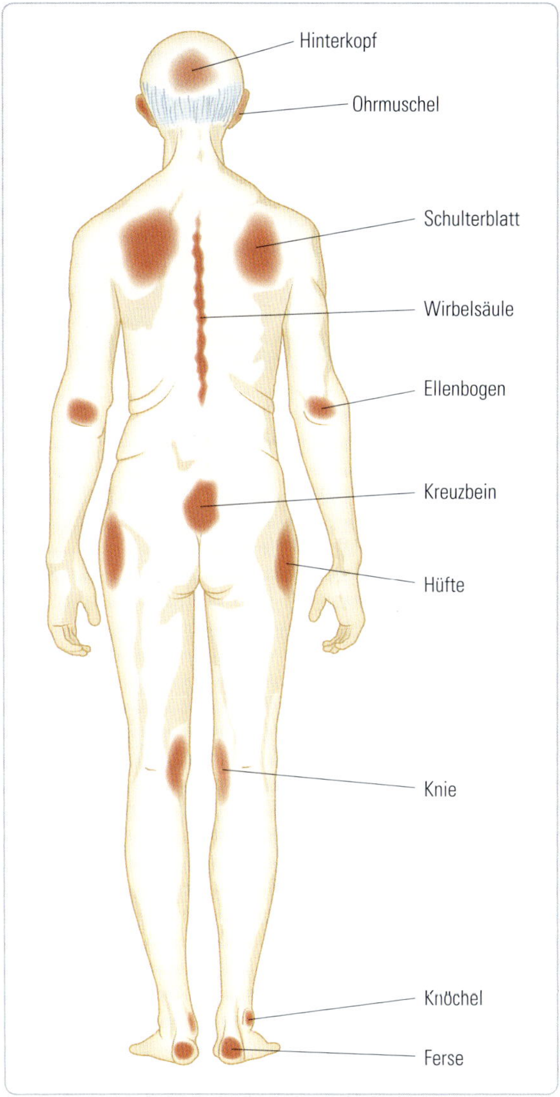


**Abb. 9.2**: Dekubitusgefährdete Hautregionen

## 9.3 Kontrakturprophylaxe

Die Maßnahmen sollen verhindern, dass Muskeln, Sehnen und Bänder dauerhaft verkürzen und dadurch die Gelenkfunktion beeinträchtigt wird.

**Risikofaktoren:**
- Bettlägerigkeit, Immobilität
- Lähmungen oder Spastiken
- Ruhigstellung von Gelenken (z.B. nach Operationen)
- Großflächige Narben (z.B. nach Verbrennungen)
- Schmerzbedingte Schonhaltung

**Maßnahmen:**
- Mobilisation und Bewegung regelmäßig fördern, z.B. durch aktivierende Pflege (siehe Seite 55).
- Bewegungsförderungs- und Lagerungsplan erstellen und anwenden.
- Lagewechsel und Positionierung in individuell festgelegten Zeitabständen.
- Auf Hilfsmittel zur Weichlagerung nach Möglichkeit verzichten, wenn das Dekubitusrisiko dies zulässt.
- Kontrakturgefährdung regelmäßig einschätzen.

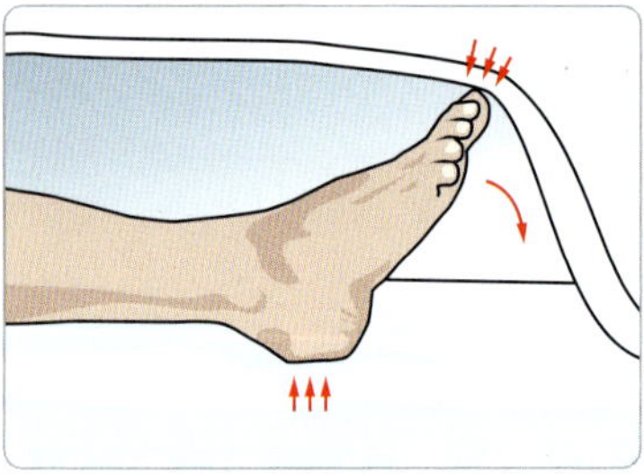

**Abb. 9.3:**
Die Streckkontraktur „Spitzfuß" kann durch den Auflagedruck einer Bettdecke entstehen. Gleichzeitig besteht Dekubitusgefahr an der Ferse.

## 9.4 Aspirationsprophylaxe

Die Maßnahmen sollen das Eindringen von Fremdkörpern in die Atemwege vermeiden.

**Risikofaktoren:**
- Probleme beim Kauen oder Schlucken
- Speisereste oder viel Speichel im Mund
- Hustenreiz während des Essens
- Tracheostoma

**Maßnahmen:**

- Beim Essen möglichst aufrecht sitzen.
- In ruhiger Atmosphäre langsam essen.
- Essen in kleinen Portionen anreichen.
- Zum Kauen motivieren.
- Speisen mit unterschiedlicher Konsistenz vermeiden. Evtl. Schluckübungen mit pürierter Nahrung, danach festere Konsistenz testen.
- Möglichst kohlensäurefreie Getränke anbieten.
- Falls erforderlich Getränke andicken.
- Auf eine gründliche Mundpflege nach dem Essen achten (Essensreste in den Wangentaschen).
- Aspirationsgefährdung regelmäßig einschätzen.

## 9.5 Pneumonieprophylaxe

Die Maßnahmen sollen der Entstehung einer Entzündung des Lungengewebes und der Bronchien vorbeugen.

**Risikofaktoren:**

- Hohes Alter
- Geschwächtes Immunsystem bzw. geschwächter Allgemeinzustand
- Herzinsuffizienz
- Bettlägerigkeit, Zeit nach einer Operation
- Aspiration
- Maschinelle Beatmung

**Maßnahmen:**

- Oberkörper hochlagern.
- Auf ausreichende Flüssigkeitszufuhr achten.
- Beim Abhusten unterstützen.
- Aspirationsprophylaxe (siehe Seite 120)
- Für frühzeitige Mobilisation sorgen.
- Bei schmerzbedingter Schonatmung: Schmerztherapie in die Wege leiten.
- Einreibungen, Atemübungen und atemunterstützende Lagerungen (VATI-Lagerungen, siehe Seite 59) anwenden.
- Evtl. Inhalation und Vibrationsmassage.
- Auf eine sorgfältige Mund- und Nasenpflege achten.
- Pneumoniegefährdung regelmäßig einschätzen.

## 9.6 Thromboseprophylaxe

Die Maßnahmen sollen die Bildung von Blutgerinnseln in den Beinvenen verhindern.

**Risikofaktoren:**

- Lebensalter >40 Jahre
- Immobilität und Bewegungsarmut (z.B. nach einer Operation, wegen Bettlägerigkeit, während langer Flüge)
- Übergewicht mit BMI >30
- Herz-Kreislauferkrankungen und Gefäßerkrankungen (z.B. Krampfadern)
- Frühere Thrombosen, Blutgerinnungsstörungen
- Hormontherapien, Kontrazeptiva
- Schwangerschaft
- Rauchen

**Maßnahmen:**

Beachten Sie die **L**-**S**-Regel zur Vermeidung einer Thrombose: **L**iegen und **L**aufen ist besser als **S**itzen und **S**tehen!

- Mobilisation und Bewegung fördern, Bewegungsübungen der Beine durchführen. Bei Bettlägerigkeit: Fußgymnastik, z.B. mit den Fußspitzen Gegendruck erzeugen.
- Lange Phasen des Sitzens und Stehens vermeiden.
- Beine im Liegen 20° hochlagern. Beine dabei nicht übereinanderlegen. Oberkörper flach lagern.
- Beine herzwärts ausstreichen.
- Medizinische Kompressionsstrümpfe anziehen (siehe Seite 123).
- Einschnürende Kleidung vermeiden.
- Auf eine ausreichende Trinkmenge achten.
- Bei Rauchern: Rauchentwöhnung.
- Bei Adipositas: Gewichtsreduktion.
- Lange und intensive Wärmeeinwirkungen, z.B. Vollbäder, vermeiden.
- Kühlende Beingüsse durchführen.
- Medikamentöse Thromboseprophylaxe mit gerinnungshemmenden Medikamenten (nach ärztlicher Verordnung).
- Thrombosegefährdung regelmäßig einschätzen.

## Medizinische Kompressionsstrümpfe anziehen

Medizinische Kompressionsstrümpfe sind für Menschen geeignet, die an einer Erkrankung der Venen oder Lymphbahnen leiden (z. B. Krampfadern, Thrombosen, Venenentzündungen, Lymphödeme). Sie bestehen aus elastischem Gewebe in vier verschiedenen Kompressionsklassen mit zunehmender Druckstärke. Sie weisen immer einen definierten Druckverlauf entlang des Beins auf. Medizinische Kompressionsstrümpfe entwickeln ihre Wirkung am besten in Bewegung.

| **Kompressionsklassen nach den Leitlinien der Deutschen Gesellschaft für Phlebologie** | | |
|---|---|---|
| **Klasse** | **Kompression** | **Druck (mmHg)** |
| I | leicht | 18–21 |
| II | mittel | 23–32 |
| III | kräftig | 34–46 |
| IV | sehr kräftig | >49 |

Medizinische Kompressionsstrümpfe, medizinische Thromboseprophylaxestrümpfe und Stützstrümpfe – sie alle sollen den Rückfluss des Blutes aus den Beinen zum Herzen hin unterstützen. **Medizinische Thromboseprophylaxestrümpfe** sind für frisch operierte oder bettlägerige Patienten gedacht. Bei ihnen ist das Risiko für Thrombosen besonders hoch. Diese Strümpfe üben einen gleichmäßigen oberflächlichen Druck aus und werden 24 Stunden/Tag getragen. Medizinische Thromboseprophylaxestrümpfe werden meist als weißer Schenkelstrumpf mit offener Fußspitze oder Loch unter dem Fußballen hergestellt. **Stützstrümpfe** sind für Menschen mit gesunden Venen gedacht. Sie bewirken eine leichte Kompression der Beine. So kann müden und schweren Beinen bei langem Stehen oder Sitzen vorgebeugt werden. Stützstrümpfe ersetzen niemals medizinische Kompressionsstrümpfe.

**Vorbereitung:**

- Vom Arzt wird die Strumpfart (Wadenstrumpf, Schenkelstrumpf oder Strumpfhose) sowie die Kompressionsklasse (I–IV) festgelegt.
- Geeignete Größe ermitteln: Beinlänge, dickste Stelle am Oberschenkel, Unterschenkel sowie den Umfang der Fessel messen. Wenn die Messwerte nicht mit den Konfektionsmaßen übereinstimmen, müssen die Kompressionsstrümpfe individuell im Sanitätsfachhandel angefertigt werden.

- Es empfiehlt sich, die Strümpfe morgens vor dem Aufstehen anzuziehen. Andernfalls die Beine des Patienten vor dem Anziehen der Strümpfe entstauen: Dazu die Beine mind. 15 Minuten hochlagern, evtl. zusätzlich herzwärts ausstreichen.
- Beim Anziehen von Kompressionsstrümpfen (vor allem der Klassen III und IV) benötigen viele Patienten Unterstützung.

**Durchführung:**
- Herstellerangaben lesen und berücksichtigen.
- Mit Gummihandschuhen lassen sich die meisten Strümpfe besser greifen. So wird außerdem das empfindliche Strumpfmaterial geschont.
- Mit der Hand in den Strumpf fassen und diesen bis zur Ferse auf links ziehen.
- Fußteil des Strumpfes mit beiden Händen auseinanderziehen und über den Spann bis über die Ferse streifen.
- Strumpfende beidhändig umfassen und mit pendelartigen Bewegungen Stück für Stück nach oben schieben. Möglichst nicht zerren und ziehen.
- Zum Schluss den Stoff mit beiden Händen von unten nach oben glattstreichen.
- Kontrollieren:
  - Faltenfreier Sitz (Ferse beachten).
  - Oberer Rand des Strumpfes endet unter dem Knie bzw. unter der Gesäßfalte.
  - Nach 15 Minuten Zehendurchblutung kontrollieren und nach Problemen bzw. Schmerzen fragen. Bei Bedarf Strumpfsitz korrigieren.

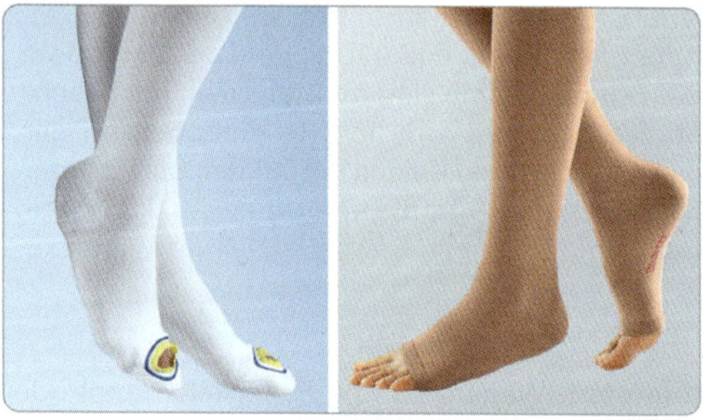

**Abb. 9.4:** Medizinische Thromboseprophylaxestrümpfe (MTPS, weiß) und medizinischer Kompressionsstrumpf (braun)

Stets ein zweites Paar medizinischer Kompressionsstrümpfe zum Wechseln bevorraten. Strümpfe mit Feinwaschmittel auswaschen und nach spätestens 6 Monaten austauschen.

## 9.7 Intertrigoprophylaxe

Die Maßnahmen sollen das Risiko für wunde, gerötete, nässende oder juckende Haut senken.

**Risikofaktoren:**

- Hautzustand des Patienten (feucht, rissig, trocken)
- Juckende, brennende Hauterkrankungen (z.B. Neurodermitis, Ekzeme, Pilzerkrankungen)
- Bildung von Hautfalten vor allem bei Menschen mit hohem Körpergewicht (unter der Brust, im Bereich von Bauch und Leisten)
- Starkes Schwitzen (Fieber)
- Inkontinenz

**Maßnahmen:**

- Haut in den besonders gefährdeten Regionen aufmerksam beobachten.
- Feuchtigkeit auf der Haut vermeiden durch luftige, weiche und gut sitzende Kleidung.
- Kleidung häufig wechseln (v.a. bei Patienten mit Fieber).
- Harnkontinenz fördern, Vorlagen häufig wechseln.
- Hautfalten nach dem Waschen gut und vorsichtig abtrocknen.
- Mullkompressen in Hautfalten einlegen.
- Rückfettende Hautpflegemittel anwenden.
- Intertrigogefährdung regelmäßig einschätzen.

Die Prüfung der Risikofaktoren lässt sich ebenso wie die Durchführung der Maßnahmen zur Intertrigoprophylaxe meist problemlos in die Körperpflege (siehe Kap. 6) integrieren.

## 9.8 Soor- und Parotitisprophylaxe

Die Maßnahmen sollen das Risiko für weißlichen Pilzbefall der Mundschleimhaut und für eine Ohrspeicheldrüsenentzündung senken.

**Risikofaktoren:**

- Schlechter Allgemein- und Ernährungszustand, z. B. durch Appetitlosigkeit, Nahrungsmangel oder -verweigerung
- Nahrungskarenz oder Sondennahrung, z. B. nach Schlaganfall
- Diabetes mellitus
- Mangelhafte Mundhygiene
- Mundtrockenheit durch fehlende Kautätigkeit z. B. durch Appetitlosigkeit, Schmerzen durch schlecht sitzende Zahnprothese
- Tumorerkrankungen im Mundraum
- Strahlen-, Chemo-, Cortison- oder Antibiotikatherapie
- Beatmung

**Maßnahmen:**

- Kaubewegungen und Speichelproduktion fördern durch orale Ernährung, zuckerfreies Kaugummi, Lutschen von kleinen Eiswürfeln oder Zitronenscheiben, Massage der Ohrspeicheldrüse.
- Mundschleimhaut feucht halten durch Getränkeangebote oder Auswischen der Mundhöhle (z. B. mit Kamillentee).
- Infektionen im Mundraum erkennen und vermeiden durch tägliche Inspektion der Mundhöhle sowie regelmäßige Mund- und Zahnpflege (siehe Seite 88).
- Soor- und Parotitisgefährdung regelmäßig einschätzen.

## 9.9 Obstipationsprophylaxe

Die Maßnahmen sollen einen regelmäßigen und schmerzfreien Stuhlgang ermöglichen.

**Risikofaktoren:**

- Bewegungsmangel, Immobilität
- Geringe Trinkmenge oder hoher Flüssigkeitsverlust
- Mangel- oder Fehlernährung
- Ballaststoffarme Ernährung
- Darmerkrankungen
- Abnehmende Häufigkeit des Stuhlgangs
- Psychische Faktoren (ungewohnte Umgebung, Angst, Schmerz)
- Medikamentennebenwirkungen (z. B. durch Opiate)

**Maßnahmen:**
- Regelmäßig Mobilisation und Bewegung fördern.
- Auf eine ausreichende Trinkmenge (ca. 1,5–2 l pro Tag) achten.
- Auf eine ausreichende und ballaststoffreiche Ernährung achten.
- Für regelmäßige Darmentleerungszeiten sorgen.
- Evtl. Colonmassage veranlassen.
- Obstipationsgefährdung regelmäßig einschätzen.

## 9.10 Zystitisprophylaxe

Die Maßnahmen sollen das Risiko einer Harnblasenentzündung senken.

**Risikofaktoren:**
- Blasenkatheter, der über die Harnröhre in die Blase führt
- Ungenügende Intimpflege
- Ungünstiges Ausscheidungsverhalten, z. B. häufiges, langes Anhalten, da Toilette nicht erreicht werden kann
- Restharnbildung in der Blase
- Zu wenig Flüssigkeitszufuhr
- Stuhl- oder Harninkontinenz
- Weibliches Geschlecht (erhöhte Infektionsgefahr aufgrund kürzerer Harnröhre und größerer Nähe zum After)

**Maßnahmen:**
- Zu regelmäßigen Toilettengängen anhalten.
- Urin beobachten (Menge, Farbe, Geruch).
- Regelmäßige Intimpflege durchführen (bei liegendem Blasenkatheter mind. zweimal täglich). Dabei auf die korrekte Wischrichtung (vom Harnröhrenausgang zur Analregion) achten.
- Auf eine ausreichende Trinkmenge achten (ca. 1,5–2 l pro Tag).
- Bei Inkontinenz Unterwäsche und Vorlagen häufig wechseln.
- Zystitisgefährdung regelmäßig einschätzen.

# 10 Säuglinge und Kinder betreuen

Säuglinge sind keine kleinen Erwachsenen, sondern bedürfen besonderer Zuwendung. Jedes Neugeborene muss sich zunächst auf seine neue Umgebung einstellen und sich zurechtfinden. Pflegende können beim Handling des Säuglings, beim Baden und beim Windeln wechseln die Sinne aktivieren, zielgerichtet mit dem Säugling interagieren und das Kind durch Ansprache und Berührung in alle Handlungen einbeziehen.

Für die Dauer des ersten Lebensjahres benötigt ein Säugling spezielle Nahrung, da sein Verdauungssystem noch nicht ausgereift ist. Gleichzeitig erfordert seine geistige und körperliche Entwicklung im Verhältnis zu seinem Körpergewicht besonders viel Energie und Nährstoffe. Für die Zeit der ersten sechs Lebensmonate empfiehlt die WHO das vollständige Stillen des Säuglings. Muttermilch enthält die optimale Nährstoffzusammensetzung. Danach kann Beikost das Stillen nach und nach ablösen. Etwa ab dem 10. Lebensmonat interessiert sich das Kind zunehmend für das Essen der Erwachsenen oder älteren Kinder. In kleinen Schritten kann die Ernährung dann auf kindgerechte „Familienkost“ umgestellt werden.

Kinder reagieren im Krankheitsfall oft mit einer Erhöhung der Körpertemperatur. Fieber kann sowohl bei leichten als auch schweren Erkrankungen im Kindesalter auftreten. Andererseits können auch schwere Erkrankungen ohne Temperaturerhöhung verlaufen. Fieber wird dann zu einer Gefahr, wenn das Kind nicht ausreichend trinkt. Eine gewissenhafte Beobachtung des Kindes und seines Trinkverhaltens durch die Pflegefachperson ist deshalb unerlässlich.

## 10.1 Signale eines Säuglings verstehen

Ein Säugling kann seine Bedürfnisse noch nicht in Worte fassen. Durch Unruhe oder Schreien signalisiert er seine Unzufriedenheit.

**Hunger/Durst:**

- Häufigste Schreiursache.
- Leichtes Quengeln steigert sich in Intensität und Lautstärke zum lauten Schreien.
- Der Säugling schmatzt und saugt an Fingern oder Faust.

**Schmerzen:**
- Sehr lautes und durchdringendes Schreien.
- Andauerndes Schreien mit nur kurzen Atempausen.
- Unruhe, gerötetes Gesicht, warme, schweißige Haut, hohe Körperanspannung, geballte Fäuste.
- Häufige Schmerzursachen: wunder Po, zu fester Stuhlgang, Blähungen.
- Bei wiederkehrenden Schreiattacken wegen Schmerzen das Kind beim Kinderarzt vorstellen.

**Müdigkeit:**
- Quengeln, Gähnen, Reiben der Augen, nachlassende Körperspannung.
- Säuglinge weinen auch, wenn sie „überdreht" sind.
- Sie brauchen häufigere und kürzere Schlafphasen als ältere Kinder, auch tagsüber.
- Um den Tag-Nacht-Rhythmus nicht zu unterbrechen: Schlafplatz tagsüber nicht verdunkeln.
- Normale Hausgeräusche und Unterhaltungen stören schlafende Säuglinge meist nicht.

**Langeweile:**
- Ca. ab der 4. Woche quengelt oder schreit der Säugling, wenn er mehr Körperkontakt, Bewegung oder Beschäftigung wünscht.
- Das Schreien hört sofort auf, wenn die Betreuungsperson den Säugling aufnimmt oder sich mit ihm beschäftigt.

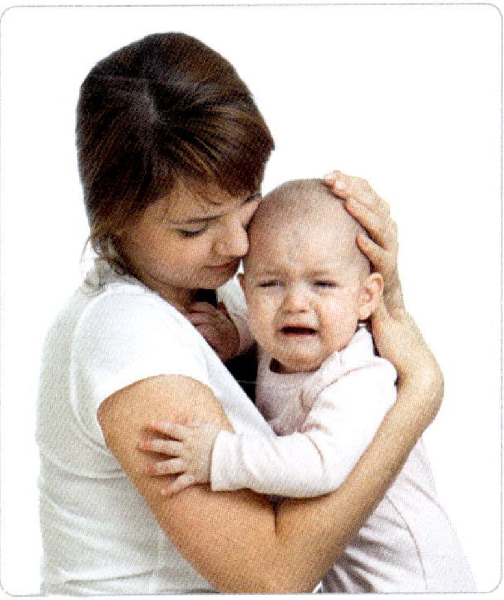

**Abb. 10.1:**
Enger Körperkontakt vermittelt dem schreienden Säugling ein Gefühl von Geborgenheit.

Die Ursachen für das Schreien von Säuglingen können vielfältig sein: nasse Windel, feuchte Kleidung, wunder Po, unangenehme Liegeposition, Schwitzen, Frieren usw. Säuglinge können in den ersten Lebenswochen ihre Körpertemperatur noch nicht richtig regulieren. Sie frieren deshalb leichter. Achten Sie unbedingt auf ausreichend warme Kleidung.

## 10.2 Handling eines Säuglings

Die Zeit nach der Geburt bringt für den Säugling viele Umstellungen mit sich. Er muss z. B. mit den Auswirkungen der Schwerkraft zurechtkommen. Das richtige Handling des Säuglings hilft ihm, sich bei Bewegungen wohlzufühlen.

**Durchführung:**

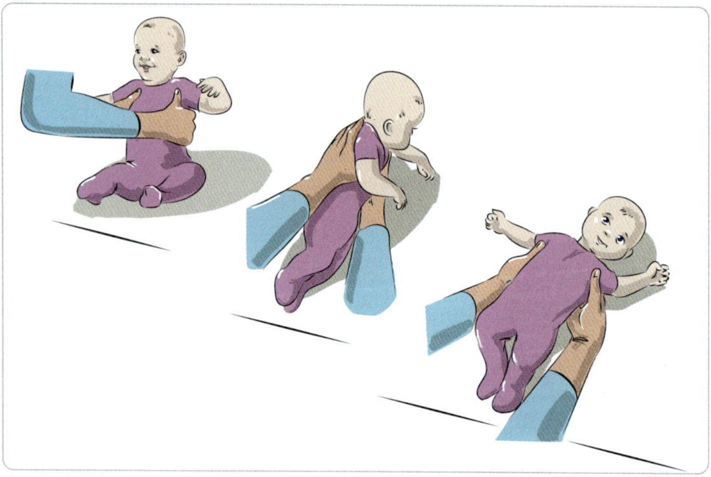

**Abb. 10.2**: Der Säugling wird spiralig über die Seite auf den Rücken gelegt. Beim Aufnehmen aus der Rückenlage erfolgt die Reihenfolge umgekehrt.

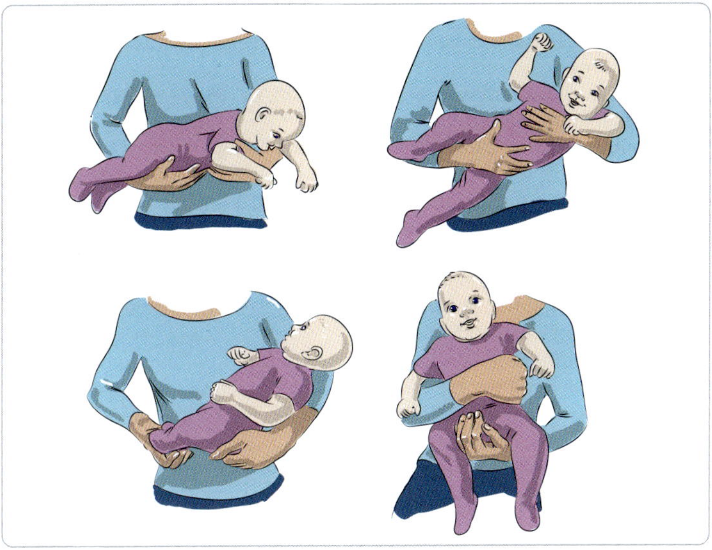

**Abb. 10.3:** Halte- und Tragevarianten

## 10.3 Säugling baden

**Material:**

- Wickelunterlage
- Rutschfeste, kippsichere Babywanne
- Badethermometer
- Evtl. Badezusatz
- Zwei Waschlappen
- Badetuch mit Kapuze
- Evtl. Babylotion
- Windel und Kleidung
- Babykamm oder -bürste

Dem Säugling nicht unmittelbar vor dem Baden Flasche oder Brei anreichen. Das Baby beim Baden stets im Auge behalten und nicht den Raum verlassen. Zum Schutz der empfindlichen Haut sollte die Badedauer ca. 10 Minuten nicht überschreiten. Zwei bis drei Bäder pro Woche sind ausreichend.

**Durchführung:**

- Fenster und Türen schließen. Für angemessene Raumtemperatur (ca. 23 °C) sorgen.
- Temperatur des Badewassers körperwarm, ca. 36–38 °C. Mit Badethermometer kontrollieren.
- So viel Wasser einlaufen lassen, dass der Säugling beim Baden nicht auskühlt. Dazu die Wanne etwa zur Hälfte bis zwei Drittel füllen. Kein heißes Wasser nachlaufen lassen, während sich der Säugling in der Wanne befindet (Verbrühungsgefahr).
- Neue Kleidung und Windel bereitlegen, Badetuch auf der Unterlage ausbreiten.
- Säugling entkleiden. Bei Bedarf Reste von Stuhl oder Creme an Gesäß und Genitalbereich entfernen.
- Das Baby aufnehmen und so halten, dass sein Kopf auf dem Unterarm liegt und die Schulter mit der Hand umschlossen wird. Mit der anderen Hand das Gesäß stützen. Das Baby mit den Füßen zuerst in die Wanne heben.
- Mit einem Waschlappen vorsichtig Augen, Gesicht, Ohren, Hals und Haare waschen.
- Nun evtl. Badezusatz zugeben und Arme, Oberkörper, Beine und Füße waschen. Besonders auf Hautfalten achten.
- Waschlappen immer wieder gründlich auswaschen.
- Das Baby vorsichtig in Bauchlage bringen und darauf achten, dass der Kopf gestützt wird und nicht ins Wasser eintaucht.
- Mit dem zweiten Waschlappen erst den Genitalbereich, dann das Gesäß reinigen. Bei Mädchen: Waschrichtung im Genitalbereich von vorne nach hinten. Bei Jungen: Die Vorhaut nicht gegen Widerstand zurückziehen.

Wenn ein Badezusatz verwendet wird, sollte dieser pH-hautneutral sein und am Ende des Bades mit klarem Wasser abgewaschen werden. Alternativ bieten sich natürliche Zusätze wie Olivenöl, Mandelöl oder Lavendelöl an, deren Rückstände die Haut pflegen und deshalb nicht abgewaschen werden sollten.

- Das Baby nach dem Baden aus dem Wasser heben, in das Badetuch wickeln und auf den Wickelplatz legen.
- Haut, Zwischenräume und Hautfalten sanft und sorgfältig trockentupfen. Nicht reiben. Auf Hautveränderungen achten (v.a. im After- und Genitalbereich).
- Evtl. Babylotion oder -öl mit sanften Bewegungen einmassieren.
- Zuletzt eine neue Windel und Kleidung anlegen und die Haare kämmen.

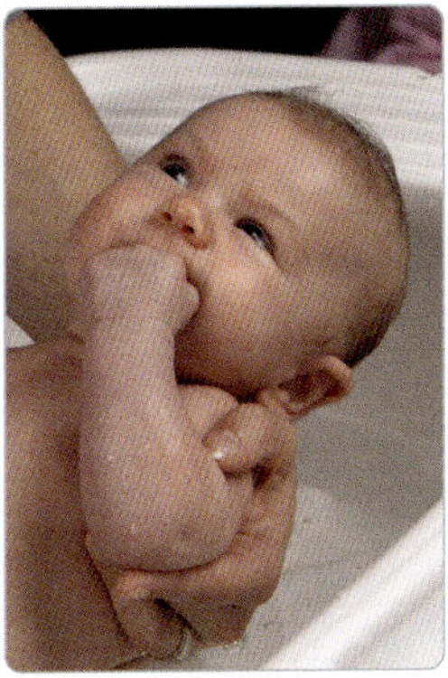

**Abb. 10.4:**
Haltegriff beim Baden

## 10.4 Windeln wechseln

Windeln nehmen Urin und Stuhl des Kindes auf und halten die Haut möglichst trocken.

**Material:**

- Wickelunterlage
- Saubere Windel in passender Größe
- Saubere Kleidung
- Weicher Waschlappen und Schüssel mit warmem Wasser
- Papiertücher
- Evtl. Handschuhe
- Evtl. Wundschutzcreme
- Abwurfbehälter/Windeleimer

Mit Feuchttüchern kann die Haut ebenso sanft gereinigt werden wie mit einem weichen Waschlappen. Ihre Anwendung erscheint vielen darüber hinaus hygienischer. Die meisten Feuchttücher enthalten allerdings Duft- und Konservierungsstoffe. Diese können zu Reizungen der empfindlichen Babyhaut führen und gelten als allergieauslösend.

**Durchführung:**

- Fenster und Türen schließen. Für angemessene Raumtemperatur (ca. 23 °C) sorgen.
- Baby in Rückenlage auf den Wickeltisch legen, ab jetzt stets im Auge behalten und stets eine Hand am Säugling halten (Sturzgefahr).

- Nehmen Sie Blickkontakt zum Säugling auf, sprechen Sie mit ihm, erzählen Sie z.B. was Sie gerade tun.

„Hallo mein kleiner Mann. Jetzt bekommst du eine neue Windel. Damit du nicht frierst, habe ich die Heizung angemacht. Erstmal schiebe ich dein T-Shirt etwas hoch, damit es nicht schmutzig wird ...“

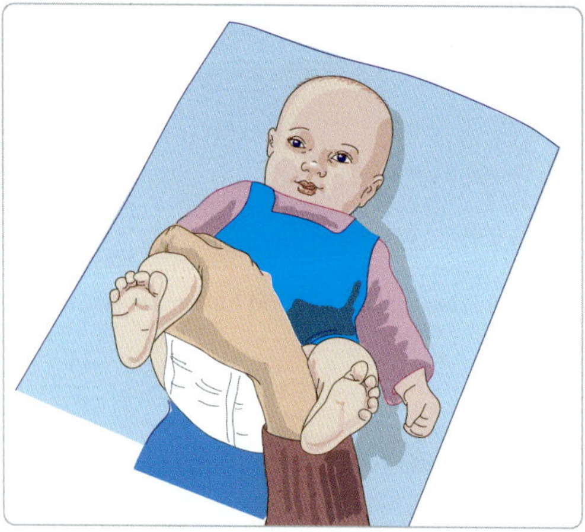

**Abb. 10.5:** Handgriff beim Windelwechsel

- Nur so weit entkleiden wie nötig. Vor Auskühlung schützen.
- Oberbekleidung zum Schutz vor Verschmutzung ein wenig hochziehen.
- Mit der rechten Hand den rechten Oberschenkel des Babys umfassen. Das andere Bein liegt auf dem rechten Unterarm (oder mit der linken Hand umgekehrt vorgehen).
- Den Po leicht anheben. Fassen Sie dabei das Baby mit sicherem Griff.
- Getragene Windel öffnen, entfernen, wieder verschließen und im Abwurfbehälter entsorgen.
- Falls die Haut nur feucht ist: Haut mit feuchtem Waschlappen abwischen und mit Papiertuch sanft trocken tupfen. Bei Mädchen: Labien einzeln von vorn nach hinten reinigen.
- Bei Stuhlgang den Po mit geöffneter Windel abwischen, grob reinigen.
- Danach das gesamte Gesäß mit Waschlappen und warmem Wasser gründlich reinigen (Hautfalten beachten).
- Bei Mädchen: Waschrichtung im Genitalbereich von der Harnröhre in Richtung Anus.
- Bei Jungen: Die Vorhaut nicht gegen Widerstand zurückziehen.

- Danach mit Papiertuch sanft abtrocknen bzw. abtupfen.
- Bei Rötungen: Wundschutzcreme auftragen.
- Saubere Windel unterlegen und verschließen. Bei Jungen: Penis zeigt nach unten.
- Kleidung anziehen.
- Schmutzige Windel, Wäsche und Abfall entsorgen.

## 10.5 Flaschennahrung zubereiten und anreichen

**Material:**
- Fläschchen mit Deckel und Sauger
- Abgekochtes Wasser
- Milchpulver und Messlöffel

**Durchführung:**
- Wasser aufkochen und auf ca. 36–40 °C abkühlen lassen.
- Etwa zwei Drittel der benötigten Wassermenge in das saubere Fläschchen einfüllen.
- Milchpulver mit Messlöffel zum Wasser hinzufügen. Mengenangabe des Herstellers genau beachten.
- Fläschchen mit Deckel verschließen und kräftig schütteln.
- Fläschchen öffnen, Rest des Wassers zugeben, Fläschchen wieder verschließen und erneut schütteln.
- Fläschchen öffnen, Deckel entfernen, Sauger befestigen und Milchtemperatur prüfen.

Überprüfen Sie die Milchtemperatur, indem Sie einige Tropfen der Milch auf Ihren Handrücken oder auf die Innenseite des Handgelenks geben. Die Milch sollte sich warm, aber nicht heiß anfühlen. Zubereitete Milchnahrung darf nicht ein zweites Mal aufgewärmt werden.

- Zum Anreichen der Milchflasche für eine ablenkungsfreie und ruhige Umgebung sorgen.
- Kopf und Oberkörper des Säuglings leicht erhöht lagern.
- Durch Kippen der Flasche den Sauger mit Milch füllen. Das Saugerloch zeigt nach oben.
- Beim Anreichen der Milch evtl. Pausen einlegen. Auf Signale des Säuglings wie Wegdrehen des Kopfes, Ausspucken usw. achten.

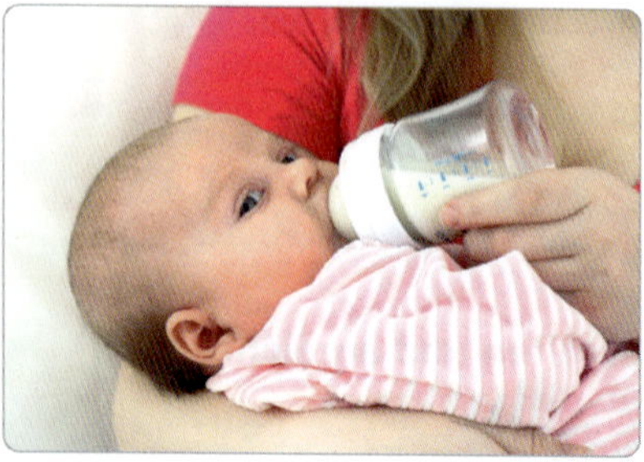

**Abb. 10.6:**
Optimale Trinkhaltung des Säuglings

- Nach dem Anreichen der Milchflasche braucht der Säugling Zeit zum Aufstoßen, um verschluckte Luft loszuwerden.
- Dazu Säugling so halten, dass sein Kopf auf der Schulter der betreuenden Person ruht. Sauberes Tuch auf die Schulter legen, falls der Säugling spuckt.
- Sanftes Beklopfen des Rückens von unten nach oben hilft, die eingeschlossene Luft zu lösen.

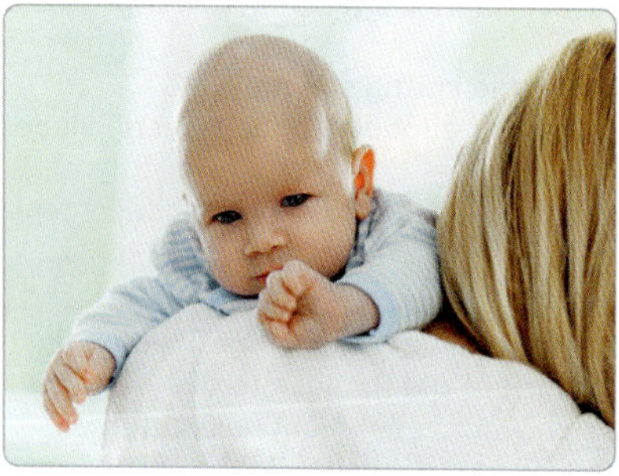

**Abb. 10.7:**
Halten eines Säuglings auf der Schulter zum Aufstoßen

## 10.6 Beikost anreichen

Nach etwa vier bis sechs Monaten kann die sog. Beikost eingeführt werden. Dazu wird eine Milchmahlzeit durch Brei ersetzt. Hierfür bietet sich die Mittagsmahlzeit an. Ein Gemüsebrei aus Karotten, Kürbis oder Pastinaken wird wegen seines süßen Geschmacks meist gut vom Baby angenommen. Nach etwa einer Woche sollte nach und nach zu einem Gemüse-Kartoffel-Brei übergegangen werden, der in den folgenden Wochen von einem Gemüse-Kartoffel-Fleisch Brei (vegetarisch: Gemüse-Kartoffel-Getreide-Brei) ersetzt wird. Etwa einen Monat nach der Beikost-Einführung kann die nächste Milch-Mahlzeit durch einen Brei (etwa am Abend) ersetzt werden.

**Material:**
- Breikost
- Babylöffel mit abgerundetem Rand
- Probierlöffel zur Temperaturkontrolle
- Serviette oder Tuch zum Schutz der Kleidung

**Durchführung:**
- Das Kind sitzt im Hochstuhl oder auf dem Schoß der betreuenden Person und wird von deren Arm gehalten.
- Serviette oder Tuch zum Schutz der Kleidung des Kindes und der betreuenden Person anlegen.
- Vor dem Anreichen die Temperatur des Breis prüfen. Der Brei sollte warm, aber nicht heiß sein. Zum Probieren einen zweiten Löffel benutzen (wegen der Gefahr einer Übertragung von Kariesbakterien).
- Babylöffel ungefähr zur Hälfte füllen.
- Erst nach dem Schlucken die nächste Portion anreichen. Der Säugling bestimmt das Tempo. Auf Signale wie Wegdrehen des Kopfes, Ausspucken usw. achten.

Zur langsamen Entwöhnung von der Flaschennahrung werden anfangs wenige Löffel Breikost vor der Flaschennahrung geben. Danach die Breimenge langsam steigern.

## 10.7 Kinder mit Fieber pflegen

**Durchführung:**
- Die Temperaturkontrolle mehrmals täglich durchführen, Messwerte mit Uhrzeit notieren.
- Verschwitzte Haut bei Bedarf mehrmals täglich abwaschen und abtrocknen. Frische Wäsche anziehen und bei Bedarf Bettwäsche wechseln.
- Viel trinken lassen, z. B. stilles Wasser oder Fenchel-, Kamillen- oder Pfefferminztee. Bei hohem Fieber und/oder Brechdurchfall: Trinkverhalten und Trinkmenge notieren.
- Urinfarbe beobachten und Urinmenge bzw. Häufigkeit des Windelwechsels notieren.
- Frische kühle Speisen (z. B. Joghurt, Obst) oder flüssigkeitsreiche Kost (z. B. Suppe, Brühe) anbieten. Wünsche des Kindes möglichst berucksichtigen.
- Schlafraum regelmäßig lüften. Raumtemperatur ca. 20 °C.
- Für ausreichend Beschäftigung des Kindes sorgen (Spiele, Malbücher, Musik usw.)
- Kind nicht allein lassen bzw. stets in Rufweite aufhalten.

- Bei Kindern ab einem Alter von 6 Monaten sind bei anhaltend hohem Fieber Wadenwickel möglich.
- Hält hohes Fieber länger als 24 Stunden an: Arzt informieren.

## 10.8 Kinder vor Unfällen schützen

Um Verletzungen und Unfälle von Kindern zu vermeiden, können Schutzmaßnahmen getroffen werden.

**Stich- und Schnittverletzungen:**
- Kleine Kinder nur unter lückenloser Aufsicht mit scharfen Gegenständen (Messer, Schere) hantieren lassen.
- Größere Kinder im Umgang mit Messer und Schere anleiten, bis ausreichend Sicherheit gegeben ist.
- Schubladen und Türen von Möbeln, in denen sich scharfe oder spitze Gegenstände befinden (z.B. Besteckschublade) mit Kindersicherung ausstatten.
- Um Kollisionen mit Glastüren zu vermeiden: Aufkleber auf Augenhöhe der Kinder anbringen.

**Sturzverletzungen:**
- Treppen durch Treppengitter sichern.
- Stolperfallen beseitigen (Teppichkanten, Kabel usw.).
- Antirutschsocken tragen.
- Kinder im Hochstuhl niemals unbeaufsichtigt lassen.
- Kinder auf der Wickelkommode stets mit einer Hand festhalten.
- Darauf achten, dass die Gitterstäbe des Kinderbetts geschlossen sind.
- Babywippen nicht auf erhöhten Flächen (z.B. Tisch) abstellen.

**Stromschlag:**
- Alle Steckdosen mit Kindersicherungen ausstatten.
- Nach dem Gebrauch eines Elektrogeräts den Stecker ziehen.
- Elektrogeräte nie in der Nähe von Dusche, Badewanne oder Waschbecken liegen lassen.

**Verbrennungen/Verbrühungen:**
- Auf dem Herd die hinteren Kochplatten nutzen, Pfannenstiele zeigen zur Seite/nach hinten. Evtl. Herdschutzgitter anbringen.
- Darauf achten, dass keine Kinder in der Nähe sind, wenn in der Küche mit heißen Flüssigkeiten hantiert wird.
- Mit Säugling oder Kind auf dem Arm keine heißen Getränke zubereiten oder trinken.

- Tischtücher oder Kabel von Elektrogeräten (z. B. Wasserkocher, Bügeleisen) nicht herabhängen lassen.

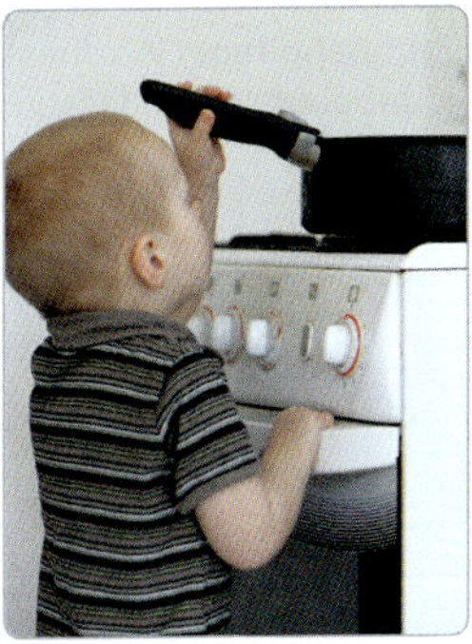

**Abb. 10.8:** Gefahrenquelle Herd

**Ersticken, Ertrinken:**

- Verschluckbare Kleinteile (z. B. Erdnüsse, Münzen, Perlen) sowie Plastiktüten und Folien außer Reichweite von Säuglingen und Kleinkindern aufbewahren.
- Große Kissen und Stofftiere oder schwere Decken nicht in Babybett oder Laufstall legen.
- Halsketten, Schlüsselbänder, Kordeln usw. stellen eine Strangulationsgefahr für Kinder dar.
- Babys nach der Mahlzeit aufstoßen lassen, damit sie anschließend im Schlaf nicht erbrechen.
- Süße Getränke im Freien stets abdecken, damit keine Insekten verschluckt werden. Insektenstiche im Mund- und Rachenbereich können zu akuter Atemnot führen.
- Kinder in der Nähe von Gewässern (Gartenteich, Pool, Schwimmbad, Regentonne, Badesee, Bäche und Flüsse) durchgehend beaufsichtigen. Für Kleinkinder und Babys gilt dies auch in der Badewanne.

Wenn ein Baby oder Kleinkind beispielsweise in einer Badewanne ausrutscht und mit dem Kopf unter Wasser gerät, verliert es sofort die Orientierung und kann sich nicht selbstständig retten. Schwimmflügel, Schwimmringe u. Ä. sind Schwimmhilfen. Sie schützen nicht vor dem Ertrinken!

**Vergiftungen:**
- Medikamente und Haushaltschemikalien (z. B. Reinigungsmittel) für Kinder unerreichbar oder verschlossen aufbewahren.
- Alkohol, Zigaretten und Batterien sind für Kinder hochgiftig. Geöffnete Flaschen oder Dosen sowie Aschenbecher nicht unbeaufsichtigt lassen.
- Prüfen, ob vorhandene Topf- oder Gartenpflanzen giftig sind. Hautkontakt vermeiden.

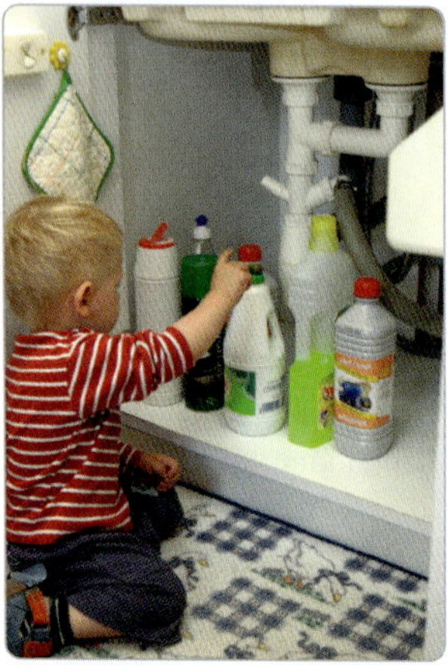

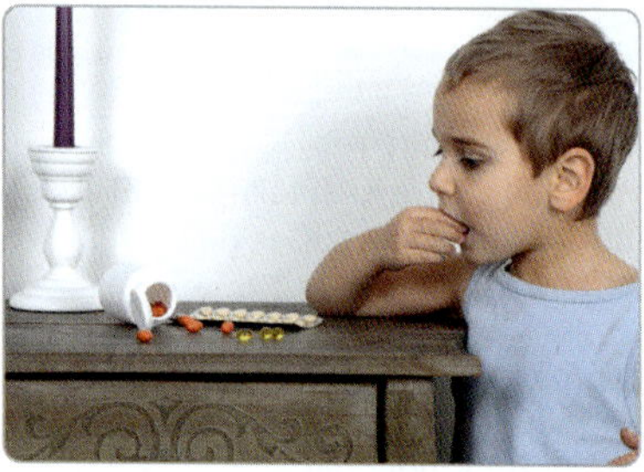

**Abb. 10.9:** Putzmittel und Medikamente, die für Kinder frei zugänglich aufbewahrt werden, stellen eine große Gefahrenquelle dar.

Die offizielle Liste giftiger Pflanzenarten und Pilze, geeignete Gegenmittel sowie weitere Informationen zu Vergiftungen finden Sie auf der Webseite des Giftinformationszentrums Nord: www.giz-nord.de.
Giftnotrufnummern gibt es für mehrere Regionen, u. a.:
- Giftnotruf Berlin: 030-19 24 0
- Giftnotruf Bonn: 0228-19 24 0
- Giftnotruf München: 089-19 24 0

# 11 Bei therapeutischen Maßnahmen mitwirken

Die Entscheidung darüber, ob ärztliche oder pflegerische Maßnahmen vorgenommen werden, liegt allein beim Patienten. Ärztliche oder pflegerische Eingriffe gelten nach §§ 223 StGB und Art. 2, Abs. 2 GG als Körperverletzung. Somit sind für alle therapeutischen Maßnahmen eine klare Indikation und die Einwilligung des Patienten erforderlich.
Wenn ein Arzt eine Tätigkeit an eine Pflegefachperson überträgt (delegiert), dann setzt dies voraus, dass für die Tätigkeit kein ärztliches Wissen erforderlich ist. Der Arzt muss hierbei insbesondere den Gesundheitszustand des Patienten sowie eventuell zu erwartende Komplikationen berücksichtigen. Grundsätzlich muss es sich also um eine delegierbare therapeutische Maßnahme handeln. Die Pflegefachperson muss befähigt sein, die Maßnahme durchzuführen und sowohl die Pflegefachperson selbst als zu Pflegende müssen mit der Durchführung der Tätigkeit einverstanden sein. Das Anlegen und Überwachen einer Blutübertragung (Transfusion) zählt beispielsweise nicht zu den delegierbaren Tätigkeiten. Das Anlegen und Überwachen einer Infusion hingegen schon. Typische Möglichkeiten der Mitwirkung bei therapeutischen Maßnahmen ergeben sich z. B. im Rahmen der Vorbereitung und Durchführung der Arzneimittelgabe bei unterschiedlichen Verabreichungsarten.
Ganz allgemein gilt für die Mitwirkung bei therapeutischen Maßnahmen: Übernimmt eine Pflegefachperson eine therapeutische Maßnahme, dann trägt sie auch die Verantwortung für die fachlich korrekte Durchführung (Durchführungsverantwortung).

## 11.1 Arzneimittel richtig lagern

- Arzneimittel stets in der Originalverpackung aufbewahren.
- Öffnungsdatum auf der Verpackung notieren.
- Geordnet lagern (nach Arzneimittel- oder Wirkstoffgruppen oder alphabetisch sortiert).
- An einem trockenen Ort lagern (evtl. verschließbar).
- Lichtempfindliche Arzneimittel lichtgeschützt lagern.
- Kühlpflichtige Arzneimittel in gesondertem Kühlschrank lagern.
- Regelmäßig auf Trübung, Verfärbung, Ausflockungen, Geruch, Flecken usw. überprüfen.
- Betäubungsmittel separat lagern und verschließen.

## 11.2 Verabreichungsarten kennen

| Lokal (wirkt örtlich begrenzt) | Systemisch (wirkt im ganzen Körper) | |
|---|---|---|
| | **Enteral** (wirkt über den Verdauungstrakt) | **Parenteral** (wirkt unter Umgehung des Verdauungstraktes) |
| kutan: auf die Haut | oral: über den Mund | intravenös (i.v.): in die Vene |
| nasal: über die Nasenschleimhaut | sublingual: unter die Zunge | intraarteriell (i. a.): in die Arterie (sehr selten) |
| oral: über den Gehörgang | rektal: über die Schleimhaut des Enddarms | intramuskulär (i.m.): in den Muskel intraglutäal: in den Gesäßmuskel |
| konjunktival: über die Augenschleimhaut | | subkutan (s. c.): unter die Haut |
| vaginal: über die Scheidenschleimhaut | | transdermal: durch die Haut in den Körper |
| pulmonal: in die tieferen Atemwege | | |

Beim Zubereiten und Auftragen von Arzneimitteln immer Schutzhandschuhe tragen.

## 11.3 Die 6-R-Regel der Arzneimittelgabe beachten

- Richtiges Medikament (Name, Wirkstoff und Haltbarkeit beachten)
- Richtige Person
- Richtige Dosierung/Konzentration
- Richtige Art der Verabreichung
- Richtiger Zeitpunkt
- Richtige Dokumentation

Die meisten Nebenwirkungen sind abhängig von der Dosierung. Allergische Reaktionen können jedoch dosisunabhängig auftreten. Für die Dosierung flüssiger Arzneimittel sind folgende Richtgrößen hilfreich: 5 ml = 1 Teelöffel; 10 ml = 1 Esslöffel; 200 ml = 1 Glas; 15 Tropfen = 1 ml

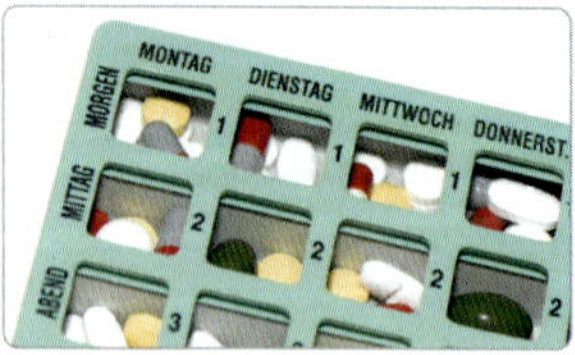


**Abb. 11.1:** Tablettendosierer sollen Patienten die regelmäßige Einnahme ihrer Medikamente erleichtern. Pflegende achten darauf, dass der Dosierer stets sauber ist und die Medikamente in einwandfreiem Zustand sind.

## 11.4 Medikamente in Augen, Nase und Ohren verabreichen

### Augensalbe, -tropfen verabreichen

**Material:**

- Augensalbe oder -tropfen (ärztliche Verordnung und 6-R-Regel beachten)
- Keimarme Tupfer
- Abwurfschale
- Bei Verdacht auf eine infektiöse Augenerkrankung: Handschuhe tragen.

**Durchführung:**

- Augen reinigen (siehe Seite 87).
- Kopf des Patienten leicht nach hinten beugen lassen.
- Patienten bitten, nach oben zu schauen.
- Mit dem Tupfer in der einen Hand das Unterlid vorsichtig nach unten ziehen.
- Die andere Hand mit der Außenkante auf der Stirn des Patienten ablegen und die verordnete Menge Salbe oder Tropfen in den Bindehautsack geben, keinesfalls auf die Hornhaut.
- Unterlid loslassen und Patienten bitten, das Auge für ca. 1 Minute locker geschlossen zu halten.
- Auge öffnen lassen. Überschüssige Salbe oder Tropfen mit einem Tupfer aufnehmen.
- Medikamentengabe dokumentieren.

Die Tube oder Pipette darf beim Verabreichen der Salbe oder Tropfen nicht mit dem Auge in Berührung kommen. Achten Sie darauf, dass der Patient das Auge nicht zukneift, da hierdurch Salbe oder Tropfen aus dem Auge herausgepresst würden.

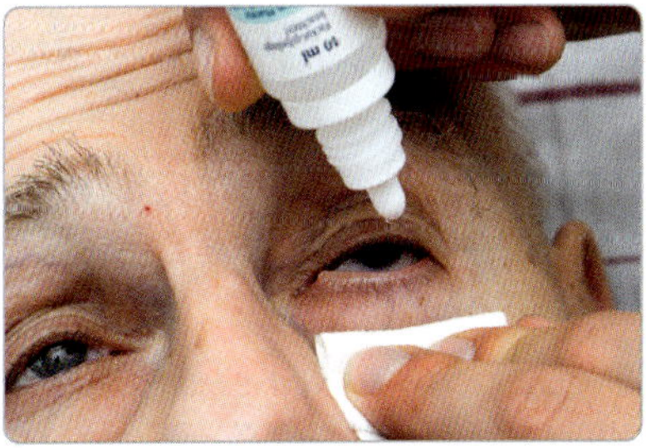


**Abb. 11.2:** Augentropfen verabreichen

## Nasenspray, -salbe, -tropfen verabreichen

**Material:**

- Nasenspray, -salbe, -tropfen (ärztliche Verordnung und 6-R-Regel beachten)
- 2 Watteträger für Nasensalbe
- Abwurfschale

**Durchführung:**

- Nase reinigen (siehe Seite 87) oder Patienten schnäuzen lassen.
- Patienten in Rückenlage bringen (falls nicht möglich: Kopf des Patienten nach hinten beugen lassen).
- Sprayflasche in die Nasenmuschel einführen und Sprühstöße verabreichen.
- Eine kleine Menge der Salbe auf den Watteträger geben und im einsehbaren Bereich der Nasenmuschel verstreichen.
- Für das zweite Nasenlosch einen neuen Watteträger verwenden.
- Nasentropfen eintropfen, ohne dabei mit der Pipette die Nasenschleimhaut zu berühren. Patienten dabei durch die Nase einatmen lassen.
- Medikamentengabe dokumentieren.

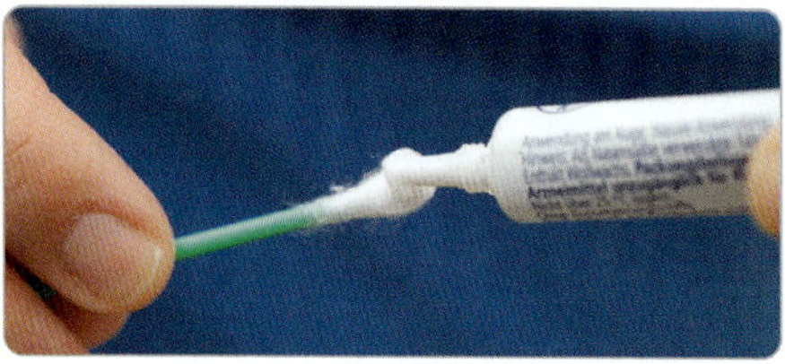

**Abb. 11.3:** Mit einem Watteträger kann Nasensalbe hygienisch verabreicht werden.

## Ohrentropfen verabreichen

**Material:**

- Ohrentropfen (ärztliche Verordnung und 6-R-Regel beachten)

**Durchführung:**

- Ohrentropfen auf Körpertemperatur erwärmen (z. B. in der Hand oder der Hosentasche). Evtl. vor Gebrauch schütteln.
- Ohren reinigen (siehe Seite 88).
- Patienten bitten, die Seitenlage einzunehmen.
- Tropfen in den Gehörgang geben, dabei die Ohrmuschel leicht nach hinten-oben ziehen.
- Seitenlage für einige Minuten beibehalten, danach ggf. Seitenwechsel.
- Medikamentengabe dokumentieren.

## 11.5 Eine periphere intravenöse Infusion vorbereiten

Mit einer Infusion wird dem Körper mithilfe einer Kanüle über einen längeren Zeitraum eine sterile Flüssigkeit zugeführt. Häufig werden Infusionen über die Vene (intravenös, i.v.) verabreicht. Zuerst muss ein venöser Zugang mit der Kanüle geschaffen werden, bevor die Infusionslösung aufgehängt, angeschlossen und mittels Schwerkraft in den Körper gelangen kann.

Mit der Gabe von Infusionen können – je nach Inhaltsstoffen der Lösung – unterschiedliche Ziele verfolgt werden:

- Elektrolytzufuhr bei Flüssigkeitsmangel, z. B. bei Exsikkose
- Volumenersatz bei drohendem Volumenmangelschock, z. B. durch Blutverlust
- Energiezufuhr, z. B. Kohlenhydrate, Aminosäuren zur parenteralen Ernährung
- Ausschwemmung von Flüssigkeit aus dem Körper mit wasserbindenden Lösungen, z. B. bei Ödemen

**Material:**

- Handschuhe
- Desinfektionsmittel zur Desinfektion der Einstichstelle an der Infusionsflasche oder -beutel
- steriles Infusionsbesteck
- keimarme Tupfer
- Infusionslösung (Flasche oder Beutel)
- Infusionsständer
- Pflasterstreifen zum Fixieren des Infusionsschlauchs
- wasserfester Stift

**Durchführung:**

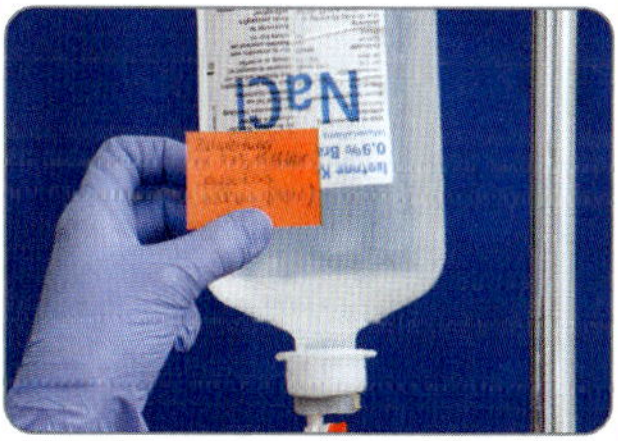

- Patientenakte, Arztverordnung und Einverständnis des Patienten prüfen
- Beachtung der 6-R-Regel und Dokumentation des Zubereitungszeitpunkts, Zusätze, Name des Patienten, Dauer der Infusion sowie Handzeichen der Pflegenden
- Infusionsflasche auf Verfalldatum, Unversehrtheit, Ausflockung etc. prüfen
- Arbeitsfläche desinfizieren
- Hände desinfizieren und beim Umgang mit Antibiotika Handschuhe tragen

<table>
<tr><td>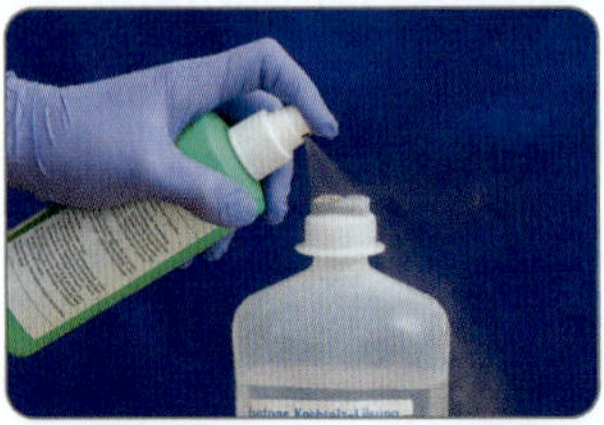</td><td>• Verschlusskappe entfernen und Einstichstelle desinfizieren (Einwirkzeit beachten)<br>• Infusionsleitung auspacken, Rollklemme verschließen</td></tr>
<tr><td>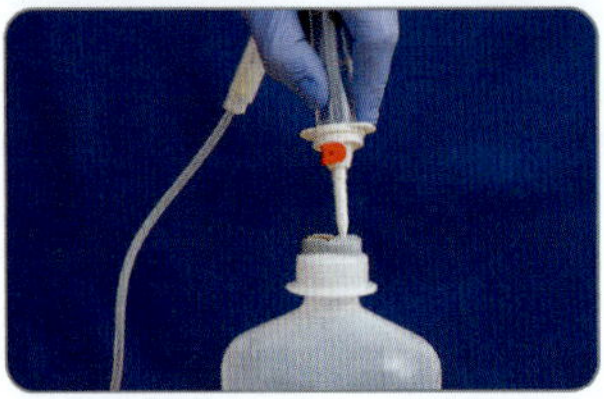</td><td>• Infusionsleitung (Dorn) einstechen</td></tr>
<tr><td>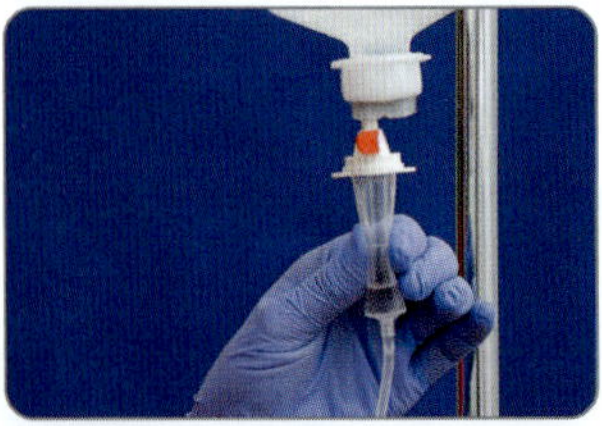</td><td>• Infusion aufhängen und Tropfkammer 2/3 füllen</td></tr>
<tr><td>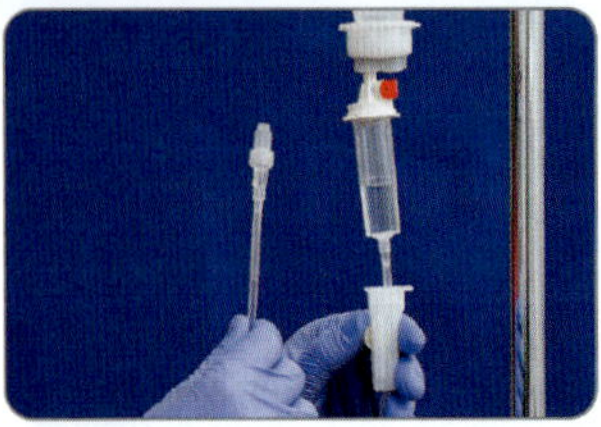</td><td>• Belüftungsventil, Rollklemme öffnen und System entlüften<br>• vor dem Anlegen der Infusion überprüft die Pflegende mithilfe der 6-R-Regel<br>• Infusion an Venenkanüle anbringen</td></tr>
<tr><td>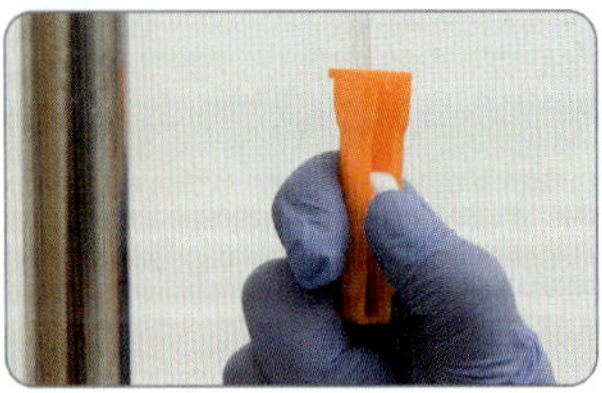</td><td>• Tropfgeschwindigkeit an der Rollklemme einstellen</td></tr>
</table>

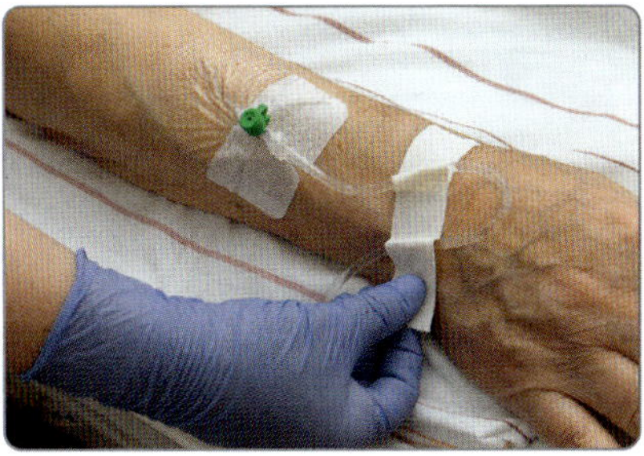

**Abb. 11.4:**
Der Infusionsschlauch wird in eine Schlaufe gelegt und mit einem Pflasterstreifen auf der Haut fixiert.

Falls nach dem Anlegen einer Infusion Unverträglichkeitsreaktionen auftreten: Die Infusion abbrechen (Rollenklemme sofort schließen) und Arzt informieren.
Ein intravenöser Zugang birgt stets die Gefahr des Eintritts von Krankheitserregern. Deshalb muss die Pflegekraft auf die typischen Entzündungszeichen achten: Rötung, Schwellung oder Überwärmung im Bereich der Einstichstelle sowie Schmerzäußerungen des Patienten.

## 11.6 Insulin mit dem Pen subkutan injizieren

**Material:**

- Händedesinfektionsmittel
- Hautdesinfektionsmittel
- Pen mit Insulinpatrone und Spezialnadel
- Tupfer
- Evtl. Pflaster
- Spezieller Abwurfbehälter für gebrauchte Nadeln
- Abwurfbehälter

**Durchführung:**

Patienten möglichst dazu anleiten, den Pen selbstständig zu nutzen. Wenn er damit überfordert ist, sollte die Insulininjektion vom Pflegepersonal übernommen werden.

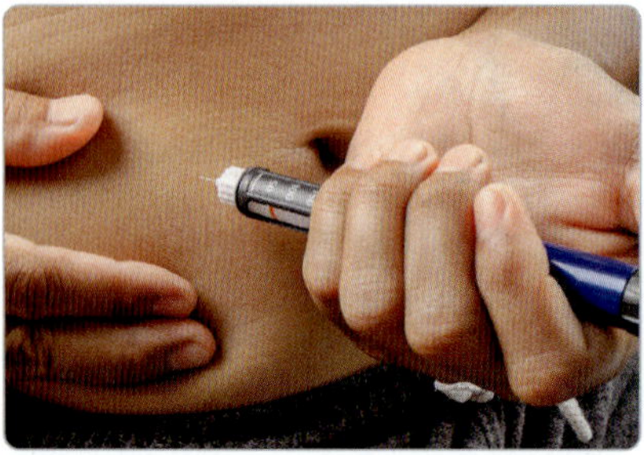

**Abb. 11.5:**
Anwendung des Insulin-Pens

- 6-R-Regel beachten (siehe Seite 142)
- Hautdesinfektionsmittel auf die Injektionsstelle sprühen oder mit einem Desinfektionstupfer desinfizieren. Desinfektionsmittel einwirken und vollständig abtrocknen lassen (ca. 30 Sekunden).
- Insulinpen auf die verordnete Insulinmenge einstellen. Schutzkappe abziehen.
- Spezialnadel auf den Pen schrauben. Nadel entlüften, bis ein dünner Strahl austritt.
- Mit Daumen und Zeigefinger eine Hautfalte bilden.
- Pennadel senkrecht in die angehobene Hautfalte einstechen. Bei (kachektischen) Patienten mit sehr wenig Unterhautfettgewebe im 45°-Winkel einstechen.
- Insulin durch Druck auf den Penkopf vollständig injizieren. Nadel noch für wenige Sekunden im Stichkanal belassen, dann rasch herausziehen. Hautfalte loslassen.
- Mit einem trockenen Tupfer die Einstichstelle leicht andrücken. Falls nötig, Patienten mit einem Pflaster versorgen.
- Nadel im speziellen Abwurfbehälter abstreifen.
- Schutzkappe auf den Insulinpen setzen.
- Insulininjektion dokumentieren.

In medizinischen Einrichtungen und in der Altenpflege sollte vor jeder Insulininjektion die Haut an der Einstichstelle desinfiziert werden. In häuslicher Umgebung wird meist auf die Hautdesinfektion verzichtet.
Manche Insuline habe ein klares, andere ein milchiges Aussehen. Falls Sie eine Insulinsuspension (milchiges Aussehen) anwenden, schwenken Sie den Pen ca. 15 mal hin und her, um das Insulin einheitlich zu durchmischen. Nicht schütteln. Benutzen Sie für jede Injektion eine neue Nadel.

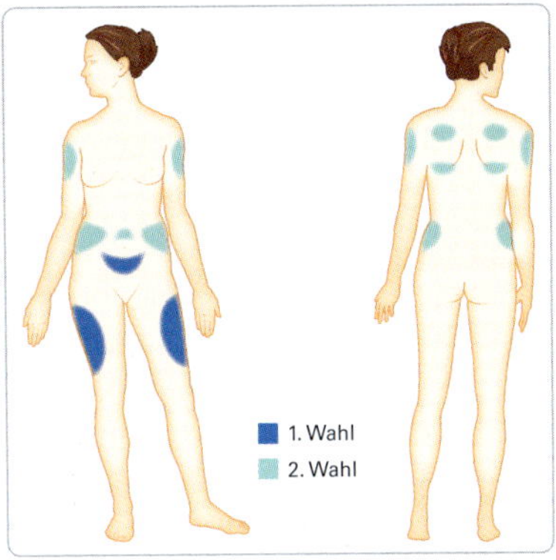


**Abb. 11.6:**
Injektionsorte für subkutane Injektionen. Bei regelmäßigen oder langfristigen subkutanen Injektionen sollte jedes Mal die Einstichstelle gewechselt werden, um Schäden am Gewebe, z. B. Narben, Verhärtungen, Hämatome, zu vermeiden.

## 11.7 Verbände wechseln

Wenn in stationären Einrichtungen mehrere Verbände gewechselt werden, sollten aseptische Wunden, z. B. Wunden nach einer OP ohne Infektionszeichen zuerst versorgt werden. Erst danach folgen die septischen Wunden, z. B. Dekubitus, Wunden mit Entzündungszeichen, Wunden mit MRE. Durch dieses Vorgehen wird die Gefahr der Keimverschleppung reduziert.

**Vorbereitung:**

- Materialien und Verbandwagen bereitstellen
- Tür und Fenster schließen
- Ausreichend große und gut beleuchtete Arbeitsfläche in Patientennähe schaffen
- Arbeitsfläche desinfizieren
- Patienten positionieren, ggf. Bettschutz einlegen

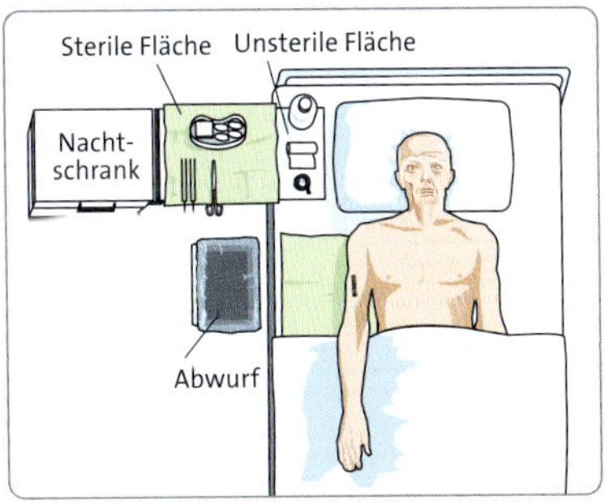


**Abb. 11.7:**
Den Arbeitsplatz einrichten: Sterile Materialien werden patientenfern und unsterile nah am Patienten abgelegt.

**Durchführung:**

- Hände desinfizieren.
- Handschuhe anziehen, alten Verband lösen.
- Mit sterilen Handschuhen oder steriler Pinzette alte Wundauflage entfernen (Non-Touch-Technik).
- Wunde inspizieren.
- Handschuhwechsel mit Händedesinfektion.
- Wundreinigung/Spülung mit sterilen Handschuhen oder sterilen Instrumenten durchführen: Die Wundumgebung wischen (nicht tupfen) und für jeden neuen Wischvorgang einen neuen sterilen Tupfer verwenden.

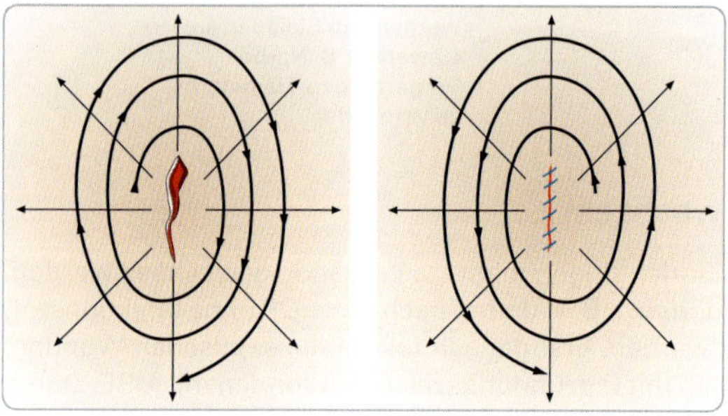

**Abb. 11.8:** Wunden werden grundsätzlich von innen nach außen gereinigt, damit keine Keime aus der Wundumgebung in die Wunde eingebracht werden.

- Wunde erneut inspizieren und beurteilen.

> „Jetzt schaue ich mir Ihre Wunde mal genau an, Herr Berger. Damit sie gut verheilen kann, ist es wichtig, dass sich da nichts entzündet. Der Wundrand ist rosig und nicht geschwollen oder gerötet, ich sehe keine Beläge und der Geruch ist unauffällig. Das sieht also insgesamt gut aus. Ich trage das gleich in die Wunddokumentation ein."

- Wundversorgung mit sterilen Handschuhen oder sterilen Instrumenten nach ärztlicher Anordnung durchführen.
- Sterile Wundauflage mit Verband fixieren.
- Handschuhe ausziehen, Hände desinfizieren.
- Patienten bequem lagern, aufräumen, Material entsorgen, Händedesinfektion, Dokumentation der Maßnahme und Wunddokumentation.

## 11.8 Verbände anlegen

Eigentlich versteht man unter einem Verband die Abdeckung einer Wunde mit einer Wundauflage und deren Fixierung mit einer Binde. Es gibt jedoch noch viel mehr Indikationen für Verbände – zur Prävention und Prophylaxe und um Verletzungen oder Erkrankungen zu behandeln:

- Blutstillung im Rahmen der Ersten Hilfe, z. B. Druckverband
- Schutz vor Verunreinigung oder Reizung einer Wunde
- Kompression von Wunden, z. B. nach Operationen zur Vermeidung von Wundödemen
- Sekretaufnahme aus offenen Wunden
- Kompression von Venen zur Thrombose- oder Ödemprohylaxe
- Kälte oder Wärmeanwendung, z. B. mit Kälte- oder Wärmekompressen zur Kühlung, Abschwellung, Fiebersenkung, Schmerzlinderung
- Ruhigstellung und Entlastung nach Verletzung, z. B. bei Frakturen
- Druckentlastung, z. B. Polsterung eines Gipsverbandes
- Medikamententräger, z. B. Schmerzpflaster

Je elastischer eine Binde ist, desto leichter ist es, sie an unterschiedliche Körperformen anzupassen. Sie soll weder abschnüren noch zu locker sitzen.

Beim Anlegen von Bindenverbänden haben sich verschiedene Grundformen bewährt:

| Grundformen | | Wickeltechnik | Anwendung |
|---|---|---|---|
| 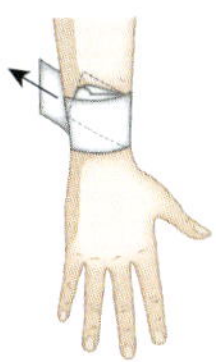 | **Abb. 11.9:** Kreisgang | Jeder neue Bindengang wird auf den vorherigen gelegt. | zum Fixieren eines Verbands am Anfang und Ende, Druckverband |
| 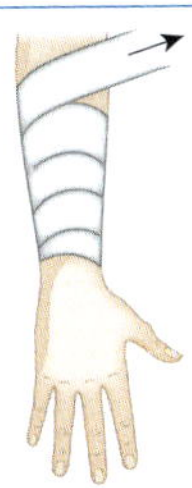 | **Abb. 11.10:** Schraubengang | Einzelne Bindengänge liegen zur Hälfte oder zu zwei Dritteln übereinander. | an Körperstellen, die ihre Dicke verändern (z. B. am Unterarm und Unterschenkel) |

| Grundformen | Wickeltechnik | Anwendung |
|---|---|---|
| 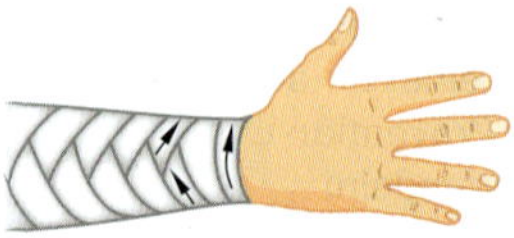 **Abb. 11.11:** Achtergang (Kornährenverband, Schildkrötenverband) | Mit der Führung der Binde wird eine 8 nachgeahmt. | bei Gelenkverbänden (z. B. Ellenbogen- oder Knieverband) |

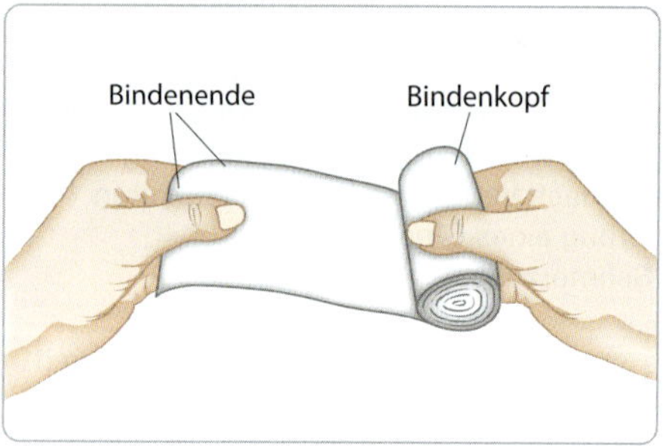


**Abb. 11.12:** Halten einer Mullbinde

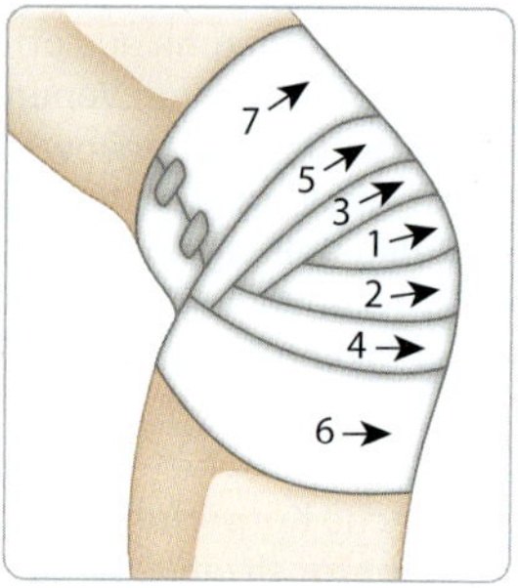


**Abb. 11.13:** Anlegen eines Knieverbands

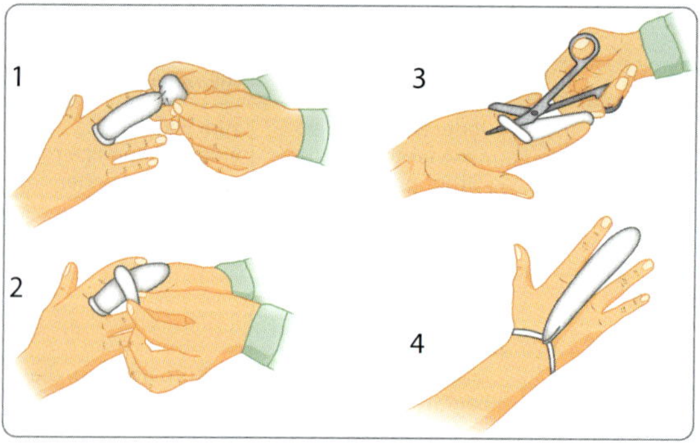


**Abb. 11.14:** Schlauchverband für den Finger

# 12 Erste Hilfe leisten

Manchmal fühlen sich zehn Minuten an wie eine halbe Stunde. Vor allem wenn man warten muss. Zum Beispiel als Patient oder Ersthelfer auf den Rettungsdienst. Die Zeit bis zum Eintreffen eines Rettungsmittels soll ein Ersthelfer sinnvoll überbrücken. Dazu muss er sich zunächst einen Überblick über die Situation verschaffen. Die Eigensicherung hat dabei stets Vorrang. Auch Betroffene müssen ggf. aus dem Gefahrenbereich gebracht werden. Anschließend sollten lebensrettende Sofortmaßnahmen durchgeführt und der Notruf abgesetzt werden. Weitere Maßnahmen können z. B. in der Betreuung und Lagerung des Patienten bestehen.
Notfallmediziner schätzen, dass etwa 10 000 Leben in Deutschland gerettet werden könnten, wenn mehr Menschen bereit und in der Lage wären, Maßnahmen zur Herz-Lungen-Wiederbelebung (Reanimation) durchzuführen. Immerhin 75 % der Menschen, die in Deutschland den ersten Monat nach einer Reanimation überleben, können später wieder arbeiten.
Viele Menschen haben allerdings Angst bei der Ersten Hilfe etwas falsch zu machen. Dabei ist das einzig Falsche, keine Hilfe zu leisten. Vor dem Hintergrund der Verpflichtung zur Hilfeleistung (§323c StGB) könnte das Unterlassen der Hilfe sogar strafbar sein. Die Angst vor Strafe ist allerdings unbegründet. Hilfe leisten bedeutet nicht, sämtliche Krankheitszeichen zu erkennen und eine schnelle Verbesserung des Zustands des Patienten herbeizuführen. Erste Hilfe kann auch bedeuten: andere Personen zur Mithilfe auffordern, den Notruf absetzen, eine Decke zum Zudecken holen und beim Patienten bleiben. Auch diese Form der Ersten Hilfe hilft!

## 12.1 Rettungskette

Die Rettungskette besteht aus Gliedern, für die der Ersthelfer verantwortlich ist, und solchen, für die das professionell tätige Personal im Rettungsdienst und Krankenhaus verantwortlich ist.

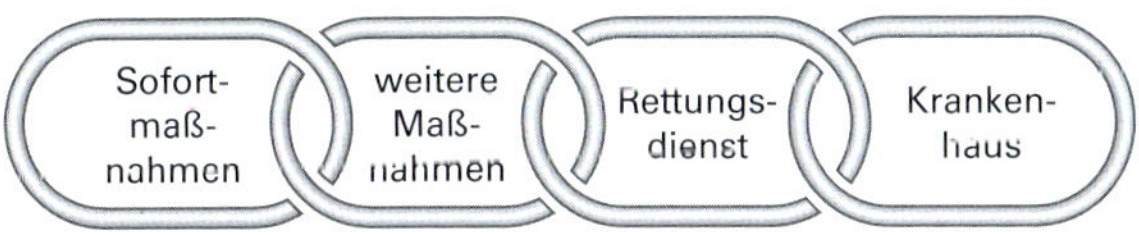


**Abb. 12.1:** Die Glieder der Rettungskette

- Der Ersthelfer führt zunächst **Sofortmaßnahmen** durch, um Lebensgefahr vom Patienten abzuwenden (z. B. Überblick verschaffen, Unfallstelle absichern, Patienten aus dem Gefahrenbereich bringen, Bewusstsein und Atmung kontrollieren, evtl. stabile Seitenlage, Notruf).
- Anschließend ergreift der Ersthelfer **weitere Maßnahmen** zur Betreuung und Behandlung des Patienten (z. B. Wärme erhalten, Lagerung, Wunden abdecken, Frakturen ruhigstellen, psychische Betreuung), bis der **Rettungsdienst** eintrifft. Dieser führt die Notfallbehandlung und den Transport ins **Krankenhaus** durch.

## 12.2 Notruf 112

Wenn mehrere Helfer am Notfallort sind, sollte der Notruf parallel zu den Sofortmaßnahmen durchgeführt werden. Folgende Informationen werden bei einem Notruf von der Rettungsleitstelle abgefragt:

- Wo befindet sich der Notfallpatient? (Adresse, Stockwerk, Station, Wohnbereich)
- Was ist passiert? (evtl. Unfallhergang)
- Wie viele Personen sind erkrankt/verletzt?
- Welche Erkrankung/Verletzung liegt vor?
- Ggf. weitere Details zum Unfallhergang/Krankheitsverlauf

**Telefonnummern für Notfälle**

| | |
|---|---|
| Polizei | 110 |
| Polizei (Österreich) | 133 |
| Rettungsdienst, Feuerwehr, Euronotruf | 112 |
| Feuerwehr (Österreich) | 122 |
| Ärztlicher Bereitschaftsdienst | 116117 |
| Krankentransport | Vorwahl +19222 |
| Apotheken-Notdienst | 0800 0022833 |

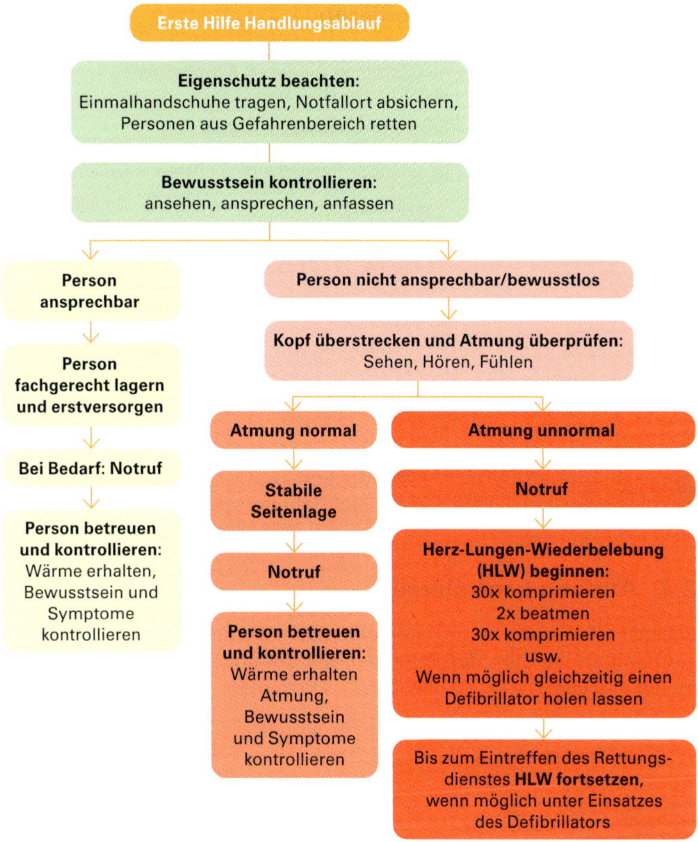


**Abb. 12.2:** Überprüfen von Notfallpatienten

Falls ein Helfer den Patienten nicht beatmen will oder kann, sollte er bis zum Eintreffen des Rettungsdienstes mindestens die Kompressionen des Brustkorbs pausenlos durchführen. Diese sind besonders wichtig. Sie helfen dem Patienten mehr, als wenn auf Wiederbelebungsmaßnahmen gänzlich verzichtet würde.

## 12.3 Bewusstsein kontrollieren

| **1. Schritt** | Ansehen | Körperhaltung, Aussehen, Bewegungen, Verletzungen, Hautfarbe |
|---|---|---|
| **2. Schritt** | Ansprechen | Reagiert der Patient auf Ansprache?<br>Äußert er sich zu Beschwerden, Schmerzen o. Ä.?<br>Ist er zeitlich, räumlich und zur Person orientiert? |
| **3. Schritt** | Anfassen | Reagiert der Patient auf Berührung oder Schmerzreize?<br>Patienten an den Schultern fassen und sanft schütteln. |
| Man kann verschiedene Arten und Ursachen von Bewusstseinsstörungen unterscheiden. Woran man sie erkennt und wie man sie bewertet, lesen Sie im Kapitel 5.1. | | |

Die drei Schritte sollten gleichzeitig durchgeführt werden. So verliert man im Notfall keine Zeit, falls weitere Maßnahmen erforderlich werden.

„Hallo, hören Sie mich? Wie heißen Sie? Ich bin ... (Name) und bleibe bei Ihnen. Was ist passiert? Haben Sie Schmerzen?"

## 12.4 Atmung kontrollieren

Zunächst müssen die Atemwege freigemacht werden. Dazu hält der Helfer eine Hand an die Stirn des Patienten. Mit der anderen Hand hebt er das Kinn an und überstreckt so den Hals des Patienten.

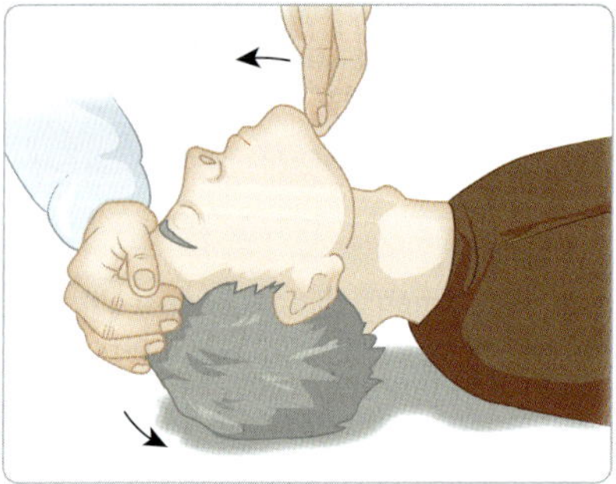

**Abb. 12.3:**
Freimachen der Atemwege durch Überstrecken des Halses

**Um anschließend die Atmung zu kontrollieren, muss man**

- Sehen – ob sich der Brustkorb hebt und senkt.
- Fühlen – des Luftstroms an der eigenen Wange.
- Hören – mit dem Ohr über Mund und Nase.

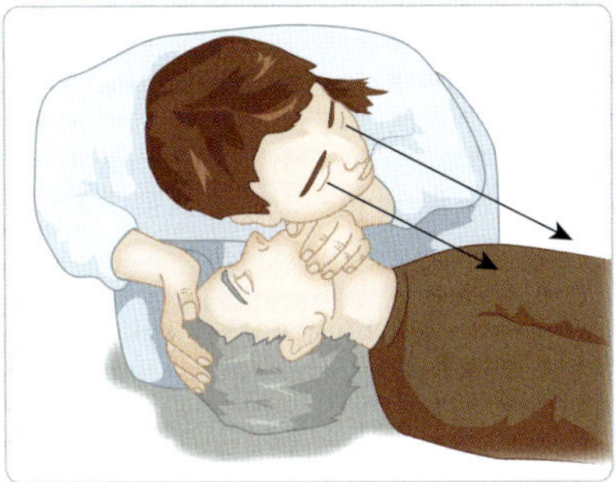

**Abb. 12.4:**
Kontrolle der Atmung

## 12.5 Stabile Seitenlage

Sie wird bei Personen durchgeführt, die – bei vorhandener Atmung – bewusstlos sind. Sie verhindert, dass Patienten an ihrer eigenen Zunge oder an Blut oder Erbrochenem ersticken.

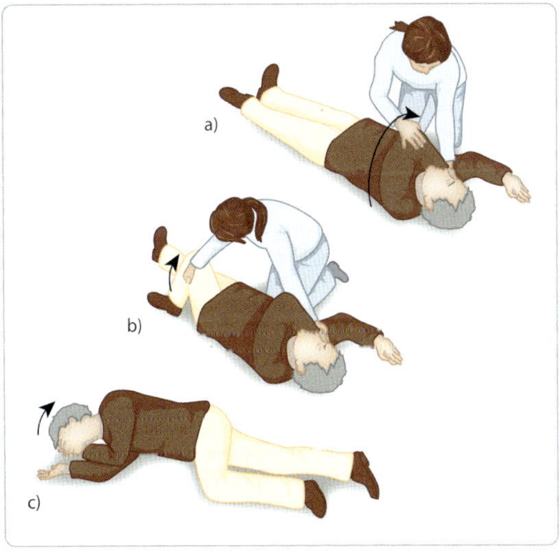


**Abb. 12.5 a, b, c:**
Stabile Seitenlage

**Durchführung:**

- Neben den Patienten knien. Evtl. Brille abnehmen.
- Nahe gelegenen Arm rechtwinklig zum Körper legen, Ellenbogen anwinkeln, Handinnenfläche zeigt dabei nach oben.
- Entfernt liegenden Arm an der Hand fassen, über den Brustkorb legen und im Bereich der Wange festhalten.
- Mit der anderen Hand unter das entfernte Knie greifen und das Bein aufstellen.
- Das aufgestellte Bein am Knie zu sich herüberziehen und dadurch den Patienten zu sich herüberrollen. Das oben liegende Bein etwa im rechten Winkel ausrichten.
- Hals überstrecken, um die Atemwege freizuhalten.
- Hand des Patienten unter der Wange so ausrichten, dass der Hals überstreckt bleibt. Mund leicht öffnen, damit evtl. Erbrochenes abfließen kann.

Personen, die auf dem Bauch liegen, können direkt aus dieser Position in die stabile Seitenlage gebracht werden.

## 12.6 Herz-Lungen-Wiederbelebung

**Vorbereitung:**

- Patient sollte auf einer harten Unterlage liegen.
- Patient sollte möglichst von allen Seiten frei zugänglich sein (nicht an der Wand).
- Oberkörper freimachen.

**Durchführung:**

Kompression:

- Druckpunkt: Mitte des Brustbeins.
- Druckfrequenz: 100–120 mal pro Minute.
- Drucktiefe: Mindestens 5–6 cm.

Beatmung (Mund zu Nase):

- Kopf des Patienten überstrecken.
- Mit dem Daumen den Mund des Patienten verschließen.
- Mit den Lippen die Nase des Patienten umschließen und Luft in die Nase blasen.

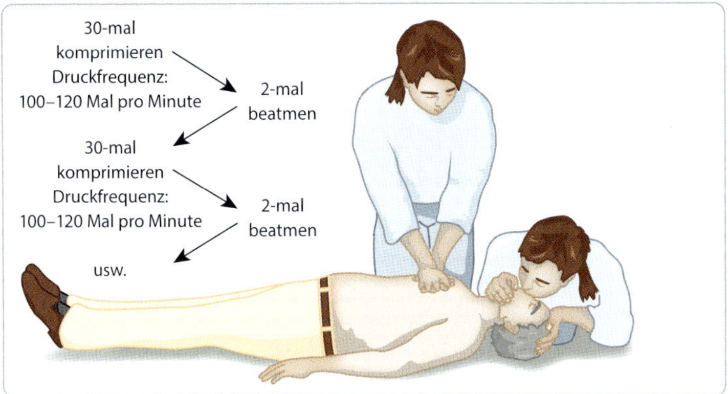


**Abb. 12.6:** Arbeitsrhythmus bei der Wiederbelebung

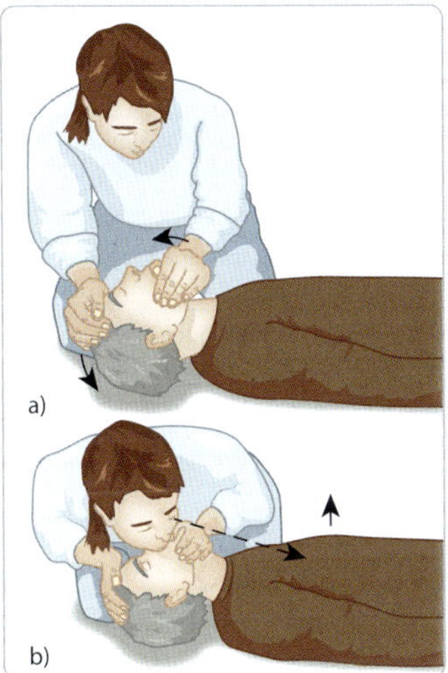


**Abb. 12.7 a, b:** Mund-zu-Nase-Beatmung

Eine begonnene Wiederbelebung wird fortgeführt, bis

- die Atmung wieder einsetzt,
- die Helfer durch andere Helfer oder Rettungspersonal abgelöst werden,
- die eigene Leistungsfähigkeit erschöpft ist oder
- ein Arzt den Abbruch der Maßnahme anordnet.

## 12.7 Schock

| | |
|---|---|
| **Symptome** | • blasse oder bläulich verfärbte Haut<br>• kalte, klebrig-schweißige Haut<br>• Unruhe, Zittern<br>• schnelle und flache Atmung<br>• schneller, schwacher Puls<br>• evtl. Bewusstseinsstörung |
| **Ursachen** | • hoher Flüssigkeitsverlust durch:<br>– innere und äußere Blutung<br>– Durchfall oder Erbrechen<br>– Verlust von Flüssigkeit bei Verletzungen oder großflächigen Verbrennungen<br>– starkes Schwitzen (Hitzeerschöpfung)<br>• verminderte Pumpleistung des Herzens<br>• Stoffwechselstörung<br>• Schmerzen<br>• psychische Belastungen<br>• allergische Reaktionen<br>• Vergiftungen |
| **Gefahren** | • Bewusstlosigkeit<br>• Kreislaufstillstand |
| **Sofort-maßnahmen** | • Schocklagerung (siehe hintere Umschlaginnenseite): Patienten in Rückenlage, Beine hochlagern. Keine Schocklagerung bei Verdacht auf einen herzbedingten Schock (siehe Seite 163).<br>• Bewusstsein, Atmung und Puls kontrollieren.<br>• Bei Bewusstlosigkeit: Schocklage und stabile Seitenlage kombinieren.<br>• Wärme erhalten, Patienten zudecken. |
| **Hinweise** | Die Schwere eines Schocks kann anhand des Schockindex wie folgt berechnet werden:<br>$\frac{\text{Pulsfrequenz/min}}{\text{syst. Blutdruck (mmHg)}} = \text{Schockindex}$<br>Beispielrechnung:<br>$\frac{\text{130/min}}{\text{RR 80 mmHg}} = \text{Schockindex 1,6} = \text{schwerer Schock}$<br>Ergebnis:<br>Schockindex ca. 0,5 = normal<br>Schockindex ca. 1 = drohender Schock<br>Schockindex ca. 1,5 = schwerer Schock |

## 12.8 Ohnmacht (Synkope)

| | |
|---|---|
| **Symptome** | • **vor der Ohnmacht**: Gähnen, Blässe, Schwitzen, Schwindel, Übelkeit, Schwarzwerden vor den Augen<br>• **dann**: Sturz, Umfallen des Patienten |
| **Ursachen** | Weitstellung der Blutgefäße und Verringerung der Herzfrequenz. Dadurch Sauerstoffunterversorgung des Gehirns. Mögliche Auslöser:<br>• langes Stehen und Sauerstoffmangel, z.B. in warmen oder überfüllten Räumen<br>• plötzlicher Lagewechsel (z.B. vom Liegen zum Stehen – Blut „versackt" in den unteren Köperregionen, das Gehirn wird kurzzeitig unterversorgt)<br>• Schmerzen, Angst und Schreck<br>• Herzrhythmusstörungen |
| **Gefahren** | Folgeverletzungen durch den Sturz (Kopfplatzwunde, Gehirnerschütterung) |
| **Sofortmaß-nahmen** | Schocklagerung (siehe hintere Umschlaginnenseite) |
| **Hinweise** | • Ein kühles feuchtes Tuch wird angenehm empfunden.<br>• Erst nach einer Ruhezeit von mehreren Minuten den Patienten langsam aufstehen lassen. |

## 12.9 Atemnot

| | |
|---|---|
| **Symptome** | • Patient ringt nach Luft, kann nur wenige Worte zusammenhängend sprechen<br>• extremes Aufrichten des Oberkörpers, dabei angespannte Hals- und Brustmuskulatur<br>• Unruhe, Angst<br>• bläuliche Verfärbung von Haut, Fingerspitzen oder Lippen<br>• oft atemabhängige Schmerzen<br>• evtl. starker Husten oder Atemgeräusche (Pfeifen, Brummen) |
| **Ursachen** | • z.B. Fremdkörper in den Atemwegen<br>• Verlegung der Atemwege durch Blut, Erbrochenes oder Schleim<br>• Schwellungen im Kehlkopfbereich<br>• Verengung der Bronchien bei Asthma bronchiale-Infekten<br>• u.a. körperliche Anstrengung, Stress |
| **Gefahren** | Atemstillstand |

| | |
|---|---|
| **Sofortmaßnahmen** | • Patienten beruhigen.<br>• Oberkörper aufrichten (siehe hintere Umschlaginnenseite).<br>• Arme aufstützen.<br>• Falls der Patient ein Dosieraerosol zur Linderung der Beschwerden bei Asthma bronchiale besitzt: bei der Dosierung des Aerosols helfen.<br>• Bei Fremdkörpern in den Atemwegen:<br>– Mit angepassten Schlägen der flachen Hand zwischen die Schulterblätter den Patienten zum Husten bringen.<br>– Falls nötig Heimlich-Handgriff anwenden: Dazu steht der Helfer hinter dem Patienten. Er fasst dem Patienten unter den Achselhöhlen hindurch und ballt beide Hände vor dem Patienten kurz unterhalb des Brustbeins zu einer Faust. Durch einen schnellen, kräftigen Druck der Faust in den Oberbauch des Patienten kann der Fremdkörper eventuell aus den Atemwegen herausgepresst werden. |
| **Hinweise** | Bei Bewusstlosigkeit: mit Herz-Lungen-Wiederbelebung beginnen. |

## 12.10 Schlaganfall

| | |
|---|---|
| **Symptome** | • Kopfschmerzen, Schwindel<br>• Übelkeit, Erbrechen<br>• Sehstörungen<br>• Verwirrtheit, Bewusstseinsstörung, evtl. mit Bewusstlosigkeit<br>• Schluck- und Sprechstörung, undeutliche oder verwaschene Sprache<br>• herabhängender Mundwinkel<br>• Koordinationsstörung<br>• Schwäche beim Anheben eines Armes oder Beines<br>• Halbseitenlähmung |
| **Ursachen** | Verschluss oder Riss eines Blutgefäßes im Schädel, das das Gehirn mit Sauerstoff versorgt |
| **Gefahren** | Absterben von Hirngewebe mit unumkehrbaren Funktionsverlusten beim Betroffenen |
| **Sofortmaßnahmen** | • Bei Erbrechen: beim Erbrechen unterstützen (siehe Seite 101).<br>• Wenn nötig: Stabile Seitenlage (siehe hintere Umschlaginnenseite).<br>• Evtl. lockere Zahnprothese entfernen.<br>• Patienten lückenlos betreuen.<br>• Bewusstsein, Atmung und Puls kontrollieren. |
| **Hinweise** | Schlaganfall-Symptome können nur wenige Minuten bis Stunden andauern und wieder verschwinden. Es handelt sich dann um die Vorstufe eines Schlaganfalls durch eine vorübergehende Durchblutungsstörung. |

## 12.11 Angina Pectoris, Herzinfarkt

| | |
|---|---|
| **Symptome** | • starker, anfallartiger Brustschmerz, Gefühl der „Brustenge" (Angina Pectoris = „enge Brust"), evtl. Schmerzausstrahlung in Hals, Schulter, linken Arm oder Bauch<br>• Schocksymptome:<br>– Atemnot<br>– bläuliche Verfärbung der Haut<br>– kalter Schweiß auf der Haut<br>– Unruhe<br>– Angst<br>– evtl. Bewusstlosigkeit<br>– evtl. niedriger Blutdruck |
| **Ursachen** | Durch verengte Herzkrankgefäße kommt es zu einer Sauerstoffunterversorgung des Herzmuskels. Bei einem Herzinfarkt ist die Sauerstoffversorgung ganz unterbrochen und Herzmuskelzellen sterben ab. |
| **Gefahren** | • vollständiger Verschluss eines Herzkranzgefäßes (= Herzinfarkt)<br>• Herzstillstand |
| **Sofortmaßnahmen** | • Oberkörper des Patienten aufrichten (siehe hintere Umschlaginnenseite).<br>• Enge Kleidungsstücke öffnen.<br>• Patienten beruhigen.<br>• Falls der Patient ein Nitratpräparat (Dosieraerosol oder Kapseln) zur Linderung der Beschwerden besitzt: bei der Medikamenteneinnahme helfen. |
| **Hinweise** | Wenn die Schmerzen weniger als ca. 15 Minuten lang andauern, handelt es sich wahrscheinlich um einen **Angina Pectoris-Anfall** (vorübergehende Brustenge), bei dem in der Regel keine Muskelzellen absterben. Bessern sich die Symptome nach der Gabe eines Nitratpräparats nicht, liegt wahrscheinlich ein **Herzinfarkt** vor.<br>Außerhalb der Klinik können Angina Pectoris-Beschwerden nicht sicher von einem Herzinfarkt unterschieden werden. Daher ist jeder Angina Pectoris-Patient wie ein Infarktpatient zu behandeln. |

## 12.12 Wunden verbinden

### Druckverband

Durch den Druck des Verbands sollen starke Blutungen gestoppt werden.

**Material:**

- 2 Druckverbandpäckchen
- Heftpflaster

**Durchführung:**

- Wunde mit Wundauflage des Verbandpäckchens bedecken.
- Auflage mit 2 bis 3 Kreisgängen fixieren.
- Zweites Verbandpäckchen als Druckpolster auflegen.
- Binde unter Zug – ohne abzuschnüren – in Kreisgängen um das Druckpolster wickeln.
- Verband mit Heftpflaster befestigen.
- Nach einigen Minuten Durchblutung, Bewegungsfähigkeit und Sensibilität überprüfen.

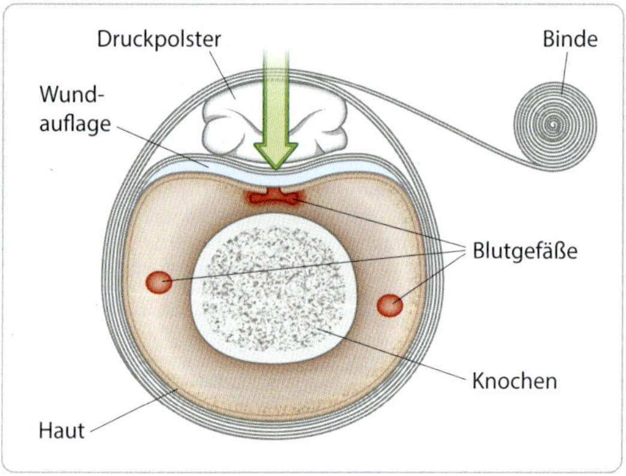


**Abb. 12.8:** Anlegen eines Druckverbands

Falls keine Verbandpäckchen zur Hand sind: sterile Wundauflage benutzen und Wunde mit einer herkömmlichen Binde verbinden. Als Druckpolster kann auch eine Packung Papiertaschentücher benutzt werden.

## Wundschnellverband

Er wird bei kleinen, offenen Verletzungen mit geringer Blutung angewendet. Durch entsprechende Einschnitte mit einer Verbandschere kann ein herkömmlicher Wundschnellverband verschiedenen Körperformen angepasst werden. Im Handel sind auch fertig vorgeformte Wundschnellverbände erhältlich.

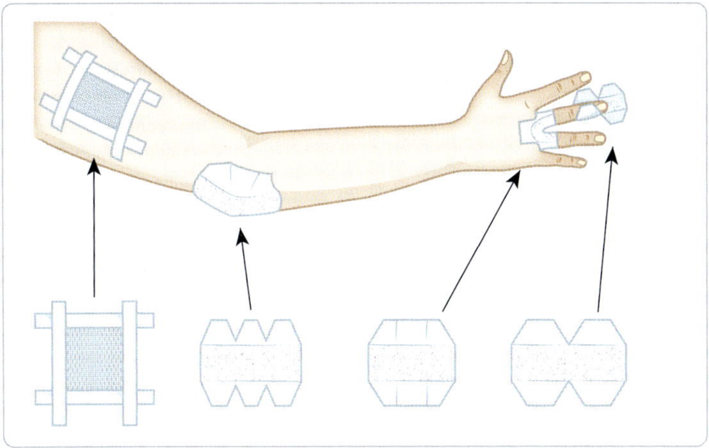

**Abb. 12.9**: Rahmenverband, Wundschnellverbände

**Material:**

- Handschuhe
- Wundschnellverband
- Verbandschere

**Durchführung:**

- Blutendes Körperteil nach Möglichkeit hochlagern.
- Geeigneten Wundschnellverband auswählen oder in passender Länge abschneiden.
- Wundschnellverband bei Bedarf mit einer Schere zuschneiden und so der entsprechenden Körperform anpassen (siehe Abb. 12.9)
- Schutzfolie abziehen, dabei Wundauflage nicht berühren.
- Wundschnellverband mit der Wundauflage der Länge nach auf die Wunde auflegen.
- Kleberänder andrücken.
- Körperteil bequem lagern.

# Glossar

## Abkürzungen und Fachbegriffe

### A

**ABEDL**
Aktivitäten, Beziehungen und existenzielle Erfahrungen des Lebens

**Adipositas**
Vermehrung des Körperfetts mit einem BMI >30

**AED**
automatischer externer Defibrillator

**ärztl.**
ärztlich

**AF**
Atemfrequenz

**After**
Anus, untere Öffnung des Darm-Kanals

**amb.**
ambulant

**Anamnese**
Erfassung der Krankengeschichte des Patienten

**Anämie**
„Blutarmut" durch eine Verringerung der Anzahl an roten Blutkörperchen und Blutfarbstoff

**Angina Pectoris**
Brustenge mit anfallsartigen Schmerzen

**Aphasie**
Sprachstörung

**Apoplex**
Schlaganfall

**Appl.**
Applikation, Verabreichung

**Asepsis**
(Prinzip der) Keimfreiheit

**Aspiration**
Eindringen fester oder flüssiger Stoffe in die Atemwege (z. B. beim Verschlucken)

**Assessment**
Einschätzung durch systematisches Zusammentragen von Informationen

**Asthma bronchiale**
Atemnot durch Verengung der Bronchien

**AU**
Arbeitsunfähigkeit

**Auskultation**
Abhören mit dem Stethoskop

**axillar**
in der Achselhöhle

**AZ**
Allgemeinzustand

### B

**Bakterien**
einzellige Organismen, die Infektionen auslösen können

**Basale Stimulation®**
Konzept zur Aktivierung und Förderung der Wahrnehmung

**Blutdruck**
Druck in den Blutgefäßen

**BMI**
Body-Mass-Index

**Bradykardie**
verlangsamter Herzschlag

**Bradypnoe**
verlangsamte Atmung

**Brailleschrift**
Blindenschrift

**BZ**
Blutzucker

### C

**C**
Celsius

**Ca**
Karzinom (Carcinom), bösartiger Tumor

**ca.**
cirka, etwa

**chronisch**
lang andauernd

**Colon**
Dickdarm

**$CO_2$**
Kohlendioxid

**COPD**
Chronic obstructive pulmonary disease (Chronisch obstruktive Lungenkrankheit)

**CPR**
Cardiopulmonary resuscitation (Herz-Lungen-Wiederbelebung)

## D

**D-Arzt**
Durchgangsarzt

**Defi**
Defibrillator

**Dehydratation**
Abnahme der Menge des Körperwassers

**Dekubitus**
Druckgeschwür der Haut

**delegieren**
auf einen anderen übertragen (z.B. Tätigkeit, Verantwortung)

**Demenz**
krankheitsbedingter Rückgang geistiger Fähigkeiten

**Desinfektion**
Maßnahme zur Verringerung der Zahl von Krankheitserregern

**Diabetes mellitus**
chronische Krankheit des Zuckerstoffwechsels

**Diagnose**
Benennung einer Erkrankung

**Diarrhoe**
Durchfall

**diast.**
diastolisch

**Diastole**
Entspannungsphase des Herzmuskels

**DK**
Dauerkatheter

**Dosieraerosol**
Darreichungsform eines Medikaments zur Einatmung gelöster, zu Nebel zerstäubter Medikamente

**Drainage**
Ableitung(ssystem) einer Flüssigkeitsansammlung

## E

**Emulsion**
Zwei nicht ineinander lösliche Flüssigkeiten sind so fein wie möglich gemischt

**EEG**
Elektroenzephalografie, Messung der Hirnströme

**enteral**
über den Verdauungstrakt

**EKG**
Elektrokardiogramm, Messung der elektrischen Ströme am Herzen

**Erythrozyten**
rote Blutkörperchen

**Exsikkose**
Austrocknung

## F

**Fraktur**
Knochenbruch

## G

**Geriatrie**
Lehre von den Erkrankungen alter Menschen

**Glukose**
Traubenzucker

**gyn.**
gynäkologisch

## H

**h**
Stunde

**$H_2O$**
Wasser

**Hämatom**
Bluterguss

**Hb**
Hämoglobin, roter, sauerstofftransportierender Blutfarbstoff

**Hemiplegie**
Halbseitenlähmung

**Hep.**
Hepatitis, Leberentzündung

**Herzinfarkt**
lebensbedrohlicher Verschluss eines Blutgefäßes am Herzen

**Herzinsuffizienz**
Schwäche des Herzmuskels

**HIV**
Humanes Immundefizitvirus

**HLW**
Herz-Lungen-Wiederbelebung

**HNO**
Hals-Nasen-Ohren

**Hormone**
körpereigene Wirkstoffe für Stoffwechsel und Organfunktionen

**Hospiz**
Einrichtung zur Sterbebegleitung

**Hygiene**
Lehre von der Erhaltung der Gesundheit

**Hyper ...**
zu hoch, zu viel

**Hypo ...**
zu niedrig, zu wenig

## I

**i.m.**
intramuskulär, in den Muskel

**Ikterus**
gelbliche Verfärbung der Haut und der Schleimhäute

**Immunisierung**
Impfung zum Schutz vor Infektionskrankheiten

**Immunsuppressiva**
Arzneistoffe, welche die normale Funktionen des Immunsystems unterdrücken

**Indikation**
Grund für die Anwendung von medizinischen oder pflegerischen Maßnahmen

**Infektion**
Ansteckung

**Infusion**
Gabe einer Flüssigkeit über einen längeren Zeitraum, meistens intravenös (i.v.) über eine Venenverweilkanüle

**Injektion**
Einspritzung

**Inhalation**
Einatmung (von Gasen, Dämpfen, Aerosolen) zu therapeutischen Zwecken

**Inkontinenz**
Unvermögen, Urin oder Stuhl zu halten

**Inspektion**
genaue Betrachtung

**Insuffizienz**
unzureichende Funktion

**Insulin**
blutzuckersenkendes Hormon

**invasiv**
eindringend

**Intertrigo**
Wundreiben der Haut

**i.v.**
intravenös, in die Vene

## J

**J**
Joule, Einheit für Arbeit, Energie und Wärme

## K

**k.A.**
keine Angabe

**kachektisch**
abgemagert, ausgezehrt

**Karenz**
Verzicht, Aussetzen

**Katheter**
Kunststoffschlauch zum Einführen in Hohlorgane

**kcal**
Kilokalorien

**KG**
Körpergewicht

**kg**
Kilogramm

**Kinästhetik**
Konzept der Bewegungswahrnehmung, das die Handlungsfähigkeit des Patienten und die Beziehungsaufnahme zur Pflegefachperson verbessern soll

**KHK**
Koronare Herzkrankheit

**kj**
Kilojoule

**Koliken**
krampfartige Schmerzen

**Kolonisation**
Anhäufung von Bakterien bzw. Krankheitserregern

**Koma**
schwerste Form der Bewusstseinsstörung

**Kontamination**
Verunreinigung, Verschmutzung

**Kontraktur**
Versteifung eines Gelenks

**Kps.**
Kapsel

## L

**Leukozyten**
weiße Blutkörperchen

**LJ**
Lebensjahr

**Lotion**
kosmetischer Artikel von (dick-)flüssiger Konsistenz

**LW**
Lebenswoche

**Lymphsystem**
Gefäßsystem zwischen den Gewebespalten und dem Blutkreislauf

## M

**M.**
Musculus oder Morbus

**med.**
medizinisch

**MFA**
Medizinische Fachangestellte

**mg**
Milligramm

**Min., min.**
Minute

**ml**
Milliliter

**mmHg**
Millimeter Quecksilbersäule (Blutdruck)

**Mobilisation**
Maßnahmen zur Förderung der Beweglichkeit

**Morbus ...**
Krankheit, in Verbindung mit dem Namen des Erstbeschreibers (z.B. Morbus Parkinson)

**MRE**
Multiresistente Erreger

**MRSA**
Methicillin-resistenter Staphylococcus aureus

**Multiple Sklerose**
chronische Erkrankung des zentralen Nervensystems

## N

**NaCl**
Natriumchlorid, Kochsalz

**Nekrose**
sichtbar abgestorbenes Gewebe

**neg.**
negativ

**NG**
Neugeborenes

**NotSan**
Notfallsanitäter

**NW**
Nebenwirkung

## O

**$O_2$**
Sauerstoff

**Obstipation**
Verstopfung

**Ödem**
Schwellung des Gewebes

**OP**
Operation

**oral**
im Mund/durch den Mund

**Osteoporose**
krankhafter Knochenschwund

## P

**Palliativpflege**
Pflege bei unheilbarer Erkrankung

**parenteral**
unter Umgehung des Verdauungstrakts

**Parotitis**
eitrige Entzündung der Mundschleimhaut

**Pat.**
Patient

**pathol.**
pathologisch, krankhaft

**PAVK**
Periphere arterielle Verschlusskrankheit

**PEG**
perkutane endoskopische Gastrostomie, Magensonde

**peripher**
außen, am Rand, fern von der Mitte

**Pflegedokumentation**
überprüfbares Festhalten aller Schritte des Pflegeprozesses

**pH**
Maß für die Wirkstärke einer sauren (< 7), neutralen (= 7) oder alkalischen (> 7) Lösung (pH-Wert)

**Phlebologie**
Lehre von den Venen und ihren Erkrankungen

**physiol.**
physiologisch

**Pneumonie**
Lungenentzündung

**Podologe**
Fachkraft für medizinische Fußpflege

**pos.**
positiv

**Prävention**
Vorbeugende Maßnahmen im Rahmen der Gesundheitspflege

**Prognose**
Vorhersage zum Krankheitsverlauf

**Prophylaxe**
Maßnahmen zur Vorbeugung und Verhütung von Krankheiten

**Prothese**
künstlicher Ersatz eines Körperteils

**Pulsfrequenz**
Zahl der Pulsschläge pro Minute

## R

**Reanimation**
Wiederbelebung

**Rehabilitation**
Maßnahme zur Wiedereingliederung

**rektal**
im Mastdarm, durch den Mastdarm

**Rh**
Rhesus, Blutgruppensystem

**Rö.**
Röntgen

**RR**
Blutdruck (nach Riva-Rocci)

## S

**s**
Sekunde

**s.c.**
subkutan (subcutan), unter die Haut

**Schock**
lebensbedrohlicher Zustand durch Kreislaufversagen

**Sek.**
Sekunde

**Sekret**
Absonderung (z.B. Schweiß, Speichel)

**Sepsis**
Entzündungsreaktion nach einer Infektion mit Gefährdung der Vitalfunktionen (sog. Blutvergiftung)

**SI**
Schockindex

**somnolent**
schläfrig (Bewusstseinstrübung)

**Soor**
Pilzinfektion von Haut oder Schleimhaut

**Spastik**
erhöhte Muskelanspannung

**Sporen**
widerstandsfähige Dauerformen von Mikroorganismen

**Sputum**
Auswurf, Sekret der Atemwege

**SSW**
Schwangerschaftswoche

**stdl.**
stündlich

**steril**
keimfrei

**Sterilisation**
Maßnahmen zur Abtötung aller Krankheitserreger

**Stoma**
Öffnung, z.B. künstlicher Darmausgang

**sublingual**
unter der Zunge

**Supp.**
Suppositorium, Zäpfchen

**Suspension**
Flüssigkeit mit darin verteilten großen Teilchen

**Symptom**
Krankheitszeichen

**Synkope**
Ohnmacht, kurzzeitige Bewusstlosigkeit

**syst.**
systolisch

**Systole**
Anspannungsphase des Herzmuskels

## T

**Tabl.**
Tablette

**Tachykardie**
beschleunigter Herzschlag

**Tachypnoe**
beschleunigte Atmung

**TEP**
Totalendoprothese, vollständiger Gelenkersatz

**tgl.**
täglich

**Ther.**
Therapie

**therap.**
therapeutisch

**Therapie**
Maßnahmen zur Behandlung von Erkrankungen

**Thrombose**
Bildung von Blutgerinnseln in Blutgefäßen

**Thrombozyten**
Blutplättchen

**TIA**
transitorische ischämische Attacke, vorübergehende Durchblutungsstörung im Gehirn

**TL**
Teelöffel

**Tracheostoma**
künstlich herbeigeführte Öffnung der Luftröhre (zum Einlegen einer Trachealkanüle)

**Transfusion**
intravenöse Übertragung von Blut oder Blutprodukten aus Spenderblut oder Eigenblut (Retransfusion)

**Trauma**
Verletzung, Schädigung, auch psychisch

**Tremor**
Muskelzittern

## U

**Ulcus**
Geschwür

**vaginal**
im Bereich der Scheide

## V

**V. a.**
Verdacht auf

**Validation**
Für-gültig-Erklären, z. B. Aussagen dementer Menschen, auch wenn sie nicht korrekt sind

**vgl.**
vergleiche

**Viren**
kleinste Krankheitserreger, die auf Wirtszellen angewiesen sind

**Visite**
Besuch (z. B. des Arztes) am Krankenbett

**Vitalfunktionen**
Lebenszeichen (Bewusstsein, Atmung, Puls)

**Vol.**
Volumen

**VW**
Verbandwechsel

## Z

**Z. n.**
Zustand nach

**ZNS**
Zentrales Nervensystem

**Zyanose**
bläuliche Verfärbung der Haut durch Sauerstoffmangel

**Zystitis**
Harnblasenentzündung

# Sachwortverzeichnis

# Bildquellenverzeichnis

123RF GmbH, Nidderau: S. 25 (Kasia Bialasiewicz)
Alamy Ltd., Oxon, Großbritannien: S. 83/1 (Libby Welch)
AOK-Bundesverband GbR, Berlin: S. 53
as-illustration, Rimpar: S. 61/a-d; 90/1-3
BODE Chemie GmbH, Hamburg: S. 43
BSN medical GmbH, Hamburg: S. 124/1
Bundesinstitut für Arzneimittel und Medizinprodukte (BfArM), Bonn: S. 34, 35, 37
Coloplast GmbH, Hamburg: S. 106/2a,b,3a-d
Drive Medical GmbH & Co. KG, Isny: S. 104
GINETEX GERMANY c/o GermanFashion Modeverband Deutschland e.V., Köln: S. 44
Grafische Produktion Neumann, Rimpar: Cover/1-4; S. 52/1 a-c; 57; 58/1,2; 59/2 a-d; 67; 69; 74; 76/a-c; 99/2; 111/1; 114; 119; 149/1; 151/1,2; 152/1-4; 156; 157/1,2; 159/1,2; 164; 165; U3/1-5
HEIWASCH-HVR Bernd Rothert e.K., Geesthacht (Bernd Rothert »Eigene Darstellung«/ 08.2011): S. 86
Hochschule Osnabrück – Fakultät Wirtschafts- und Sozialwissenschaften: S. 30
iStockphoto.com: S. 42/3 (Olmarmar); 105/2 (EdnaM); 136/1 (Elena_Shchipkova); 136/2 (Skynesher)
Krausen, Scott, Mönchengladbach: Cover/5; U1/1-5; S. 40/1-6; 49; 50/1-3; 60; 105/3; 106/1; 118; 120; 130; 131; 134; 149/2; 150
Krüper, Werner, Fotografie, Steinhagen: S. 62; 80; 144
mauritius images GmbH, Mittenwald: S. 41/2 (Lourens Smak); 140/1 (incamerastock/Alamy)
medi GmbH & Co. KG,www.medi.de Bayreuth: S. 124/2
MEYRA GmbH, Kalletal-Kalldorf: S. 63/9
Neese, Anika, Fotodesign, Berlin: S. 20/1,2; 92
Nutricia GmbH, Fuerth: S. 100/2
PAUL HARTMANN AG, Heidenheim: S. 113
Photographie Annette Clasen, Ellerbek: S. 38/1-4; 115/1-4
Shutterstock Images LLC, New York, USA: S. 10 (Inside Creative House); 11 (fizkes); 17 (Dragana Gordic); 28/a,c (Antlii); 28/b (Lazuin); 31 (Photographee.eu); 41/3 (Andrew Rafalsky); 42/1 (Andrew Rafalsky); 42/5 (studio BM); 42/6 (AVS-Images); 47 (Kutuzova_ Svetlana); 54 (21MARCH); 63/1-3 (Petr Salinger); 63/4,5 (Vereshchagin Dmitry); 63/6 (xiaorui); 63/8 (Joakim Lloyd Raboff); 71/1 (IvanRiver); 73/1 (arka38); 73/2 (doomu); 83/2 (Toa55); 84/1 (Krasula); 84/2 (Eva March); 85/1 (NAAN); 85/2 (RACOBOVT); 85/3 (Africa Studio); 105/1 (Dani Simmonds); 108 (PHOTONs Photo Service); 111/2 (Julia Pankin); 148 (Room's Studio)
stock.adobe.com: S. 14 (Robert Kneschke); 19 (iceteastock); 23 (Peter Maszlen); 32 (alex.pin); 41/1 (tl6781); 42/2 (Grispb); 42/4 (K.-U. Häßler); 71/2 (vchalup); 100/1 (contrastwerkstatt); 129 (Oksana Kuzmina); 133 (Jandrie Lombard); 139 (Agence DER); 140/2 (S.Kobold); 142 (Karin Jähne)
Thomas Hilfen für Körperbehinderte GmbH & Co. Medico KG, Bremervörde: S. 63/7
Vitility & Thomas Hilfen für Körperbehinderte GmbH & Co. Medico KG, Bremervörde: S. 97/1
Walle, Andreas, Hamburg: S. 56; 143; 145; 146/1-5; 147
WGP-Produktdesign, Ellerau: S. 97/2,3
Willy Behrend GmbH & Co.KG, Isernhagen: S. 112

# Quellenverzeichnis


Berkefeld, T; Frie, G. (2021): Gesundheit und Pflege Basiskompetenzen. Hamburg: Verlag Handwerk und Technik.

Berufsgenossenschaft für Gesundheitsdienst und Wohlfahrtspflege (2022): Gesunde Haut mit Schutz und Pflege. Unter: www.bgw-online.de/bgw-online-de/themen/gesund-im-betrieb/gesunde-haut [10.01.2023].

Berufsgenossenschaft für Gesundheitsdienst und Wohlfahrtspflege (2022): Gesunder Rücken. Unter: www.bgw-online.de/bgw-online-de/themen/gesund-im-betrieb/gesunder-ruecken [10.01.2023].

Berufsgenossenschaft für Gesundheitsdienst und Wohlfahrtspflege (2022): Infektionsschutz, Hygiene, Biostoffe. Unter: www.bgw-online.de/bgw-online-de/themen/gesund-im-betrieb/hygiene-infektionsschutz-biostoffe [10.01.2023].

Deutsches Netzwerk für Qualitätsentwicklung in der Pflege (2023): Expertenstandards und Auditinstrumente. Unter: https://www.dnqp.de/expertenstandards-und-auditinstrumente/ [10.01.2023].

FH Münster (2021): Möglichkeiten und Grenzen der eigenverantwortlichen Wiederverwendung von FFP2-Masken für den Privatgebrauch. Unter: https://www.fh-muenster.de/gesundheit/downloads/forschung/ffp2/02_ffp2_info25022021_einzelseiten.pdf [21.12.2022].

Frie, G. (2022): Kommunikation pocket für Pflegeberufe. Hamburg: Verlag Handwerk und Technik.

Frie, G. (2021): Erste Hilfe pocket für Alltag, Schule und Beruf. Hamburg: Verlag Handwerk und Technik.

Frie, G.; Menche, N. (2022): Lehrbuch Gesundheit für die berufliche Oberstufe. Hamburg: Verlag Handwerk und Technik.

Medizinischer Dienst Bund (2022): Expertenstandards in der Pflege. Unter: https://md-bund.de/themen/pflegequalitaet/expertenstandards-in-der-pflege.html [10.01.2023].

Sens-Dobritzsch, B. (Hrsg.) (2022): Lehrbuch Gesundheits- und Pflegeassistenz. Hamburg: Verlag Handwerk und Technik.

Schulze, A.-K. (2022): Höheres Alter: Schmerzen trotz kognitiver Störung des Patienten erkennen. In: Deutsches Ärzteblatt. 19 (27–28).

Schwarzkopf, A. (2017): Wunde auswischen – aber wie? Stellungnahme aus der Sicht eines medizinischen Mikrobiologen. In: Wund Management. 11(6): 304–305.

Zentrum für Qualität in der Pflege (2023): Ratgeber Demenz. Unter: www.zqp.de/ratgeber-hilfe/#demenz [10.01.2023].

Zentrum für Qualität in der Pflege (2023): Ratgeber Mundpflege. Unter: www.zqp.de/ratgeber-hilfe/#mundpflege [10.01.2023].

Zentrum für Qualität in der Pflege (2023): Ratgeber Mundpflege. Unter: www.zqp.de/ratgeber-hilfe/#koerperpflege [10.01.2023].

Zentrum für Qualität in der Pflege (2023): Ratgeber Essen und Trinken. Unter: www.zqp.de/ratgeber-hilfe/#essen-und-trinken [10.01.2023].